La collaboration infirmière-patient
Un partenariat complexe

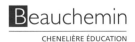

Laurie N. Gottlieb et **Nancy Feeley**
avec la collaboration de **Cindy Dalton**

Traduit de l'anglais par Marie-Claude Désorcy

Beauchemin
CHENELIÈRE ÉDUCATION

La collaboration infirmière-patient
Un partenariat complexe

Laurie N. Gottlieb et Nancy Feely

Avec la collaboration de Cindy Dalton

Traduction de : *The collaborative partnership approach to care : a delicate balance* / Laurie N. Gottlieb and Nancy Feely, Cindy Dalton. Rev. ed. Copyright © 2006, Elsevier Canada, a division of Harcourt Canada Ltd. (ISBN 0-7796-9982-3)

© 2007 Groupe Beauchemin, Éditeur Ltée

Édition : Brigitte Gendron
Coordination : Ludovic Glorieux
Correction d'épreuves : Odile Dallaserra et Pierra Vernex
Adaptation de la conception graphique originale et infographie : Pauline Gilbert (Claude Bergeron)
Conception de la couverture : Michel Bérard
Conception graphique : Paula Ruckenbrod
Impression : Imprimeries Transcontinental

Catalogage avant publication de Bibliothèque et Archives nationales du Québec et Bibliothèque et Archives Canada

Gottlieb, Laurie Naomi, 1946-

La collaboration infirmière-patient : un partenariat complexe

Traduction de : The collaborative partnership approach to care.

Comprend des réf. bibliogr. et un index.

ISBN 978-2-7616-4701-4

1. Relations infirmière-patient. 2. McGill, Modèle de. 3. Soins infirmiers. I. Feeley, Nancy, 1956- . II. Dalton, Cindy. III. Titre.

RT86.3.G6814 2007   610.7306'99   C2007-940824-9

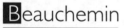

Beauchemin

CHENELIÈRE ÉDUCATION

7001, boul. Saint-Laurent
Montréal (Québec)
Canada H2S 3E3
Téléphone : 514 273-1066
Télécopieur : 514 276-0324
info@cheneliere.ca

ISBN 978-2-7616-4701-4

Dépôt légal : 2e trimestre 2007
Bibliothèque et Archives nationales du Québec
Bibliothèque et Archives Canada

Imprimé au Canada

1 2 3 4 5 ITM 11 10 09 08 07

Nous reconnaissons l'aide financière du gouvernement du Canada par l'entremise du Programme d'aide au développement de l'industrie de l'édition (PADIÉ) pour nos activités d'édition.

Gouvernement du Québec – Programme de crédit d'impôt pour l'édition de livres – Gestion SODEC.

Tableau de la couverture :
La famille
Œuvre de **Dimitri Loukas**

Dans cet ouvrage, le masculin est utilisé comme représentant des deux sexes, sans discrimination à l'égard des hommes et des femmes, et dans le seul but d'alléger le texte.

Le terme « infirmière » qui est toujours au féminin est utilisé comme représentant des deux sexes, sans discrimination à l'égard des hommes et des femmes.

L'utilisation du terme « patient » dans le titre de cet ouvrage fait référence à toutes les personnes vis-à-vis l'infirmière dans le partenariat de collaboration.

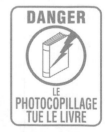

DANGER

LE
PHOTOCOPILLAGE
TUE LE LIVRE

À mon mari, Bruce Gottlieb,
qui, en pensées et en actes, incarne l'essence
même du partenariat de collaboration
— *L. G.*

À mon mari, Wayne Kilbourne,
le véritable expert du partenariat de collaboration
— *N. F.*

AVANT-PROPOS

La notion de partenariat de collaboration entre l'infirmière et la personne peut apparaître comme une forme nouvelle et inédite de la relation infirmière-personne. Il n'en est rien. L'idée existe depuis plusieurs décennies, et il y a long-temps qu'elle constitue l'approche de choix en promotion de la santé et en prévention de la maladie (Cameron, 2004 ; Hartrick, 2004). Si les partenariats de collaboration se sont facilement implantés dans ces domaines, c'est selon nous parce que les gens s'y sentent moins vulnérables, sont plus enclins à colla-borer avec les professionnels et peuvent s'investir davantage dans leurs propres soins.

Les rationalisations, les fusions et les réorganisations qui ont marqué le système de soins de santé dans les années 1990, au Canada comme dans le reste du monde, ont entraîné de profonds bouleversements. Rien n'a échappé à l'analyse. Comme toute révolution, car il s'agit bien d'une révolution, celle-ci a secoué les règles anciennes et en a créé de nouvelles. Et cette ère d'expérimen-tation se poursuit. Même les patients atteints de maladies aiguës aspirent à un renouvellement de leur rôle et veulent avoir une relation différente avec les intervenants dans le domaine de la santé. Le partenariat de collaboration n'est plus l'apanage des services de promotion de la santé et de prévention de la maladie : il fait désormais son entrée dans les services de santé primaires et secondaires.

Les auteurs du présent ouvrage ont étudié à l'Université McGill, à Montréal, où le partenariat de collaboration constitue le pivot de l'approche en sciences infirmières. Fondée en 1920, l'École des sciences infirmières de McGill fut la seconde faculté de sciences infirmières à ouvrir ses portes au Canada. On y offrit tout d'abord un programme de perfectionnement en santé publique, ce qui explique peut-être le parti pris de l'École envers le partenariat avec les patients. Dans son livre intitulé *Essentials of Nursing Care*, Bertha Harmer, la deuxième directrice de l'École, traitait déjà du rôle primordial que jouent le patient et sa famille dans ses soins. (Dans ses éditions ultérieures, signées par Virginia Henderson, l'ouvrage a constitué le manuel de base de générations d'infir-mières.)

Au début des années 1970, Moyra F. Allen, Ph.D., professeure de sciences infirmières à l'Université McGill, a exposé les concepts clés qui distinguaient l'approche de McGill de toutes les autres et les a organisés en un modèle conceptuel cohérent (Allen, 1977). À l'origine, elle a nommé cette approche

« soins infirmiers en réponse aux situations » (*situation-responsive care*). Allen souligne l'importance de modifier l'approche infirmière afin de mieux répondre aux besoins, aux désirs et à la situation particulière du patient. Elle explique que l'infirmière répond aux besoins de la personne pour l'aider à atteindre une vie familiale et un mode de vie plus sains. Dans cette optique, ce n'est pas l'infirmière qui prédétermine à elle seule les soins infirmiers ou qui en décide *a priori,* mais bien l'infirmière et la personne ensemble. Dans les faits, nombreux furent ceux qui en déduisirent que les objectifs de la personne constituaient l'unique fondement du plan de soins et que le rôle principal de l'infirmière était d'exaucer les souhaits de la personne plutôt que de participer à l'établissement des objectifs de soins.

La notion de soins infirmiers en réponse aux situations a évolué et s'est intégrée à une vision plus large de la relation infirmière-patient que nous appelons aujourd'hui *partenariat de collaboration*. Cette approche de soins constitue un aspect primordial à l'intérieur du modèle conceptuel de McGill. Ce modèle guide l'infirmière quant à l'objet et à la portée des soins infirmiers (santé, développement, apprentissage, famille) ainsi qu'à la manière de prodiguer ces soins (exploration, adaptation, forces, collaboration). Les soins infirmiers sont placés à l'enseigne de la collaboration; la personne ou la famille en est le pivot, le partenaire privilégié. Les soins infirmiers gravitent autour des objectifs que fixent conjointement l'infirmière et la personne afin de promouvoir la santé à travers le développement, la santé à travers la maladie. Le modèle McGill repose par ailleurs sur les concepts d'apprentissage et de développement. Au sein d'une relation de collaboration, les partenaires apprennent l'un de l'autre et en viennent à mieux comprendre la situation de santé. La personne et la famille, tout comme l'infirmière, changent et évoluent au cours du processus d'apprentissage. Chaque rencontre avec un client constitue une occasion d'apprendre et de croître, tant sur le plan professionnel que sur le plan personnel.

Selon le modèle McGill, il est important de travailler non seulement avec la personne mais également avec celles qui l'influencent. Pour l'individu, l'influence la plus déterminante vient souvent de la famille. L'infirmière s'efforce donc d'établir une relation de collaboration avec la famille autant qu'avec l'individu. Qui plus est, la notion de partenariat de collaboration implique que l'infirmière tienne compte de tous les groupes qui influencent ou façonnent la santé des individus et des populations (comme les familles soignantes, les groupes soignants ou les soins communautaires). Bien que le présent ouvrage porte principalement sur les individus et les familles, les idées et les principes que nous exposons valent autant pour les autres populations.

Le modèle McGill a aussi pour fondement l'idée selon laquelle l'infirmière doit se concentrer sur les forces de la personne au lieu de s'attarder à ses carences ou à ses faiblesses. Le mot *partenariat* suppose que chaque personne apporte quelque chose à la relation. Tabler sur les forces de la personne et travailler en collaboration vont de pair. Pour établir une relation de collaboration avec une personne, l'infirmière doit d'abord s'attendre à ce que cette personne apporte des connaissances et des habiletés (autrement dit, des forces) qui favoriseront l'émergence d'une forme de partenariat. (Pour plus de renseignements sur les ouvrages, publiés ou non, portant sur le modèle McGill, on peut se référer au recueil de textes intitulé *A Perspective on Health, Family, Learning, and Collaborative Nursing: A Collection of Writings on the McGill Model of Nursing*, Gottlieb et Ezer, 1997.)

Le présent ouvrage s'est trop fait attendre. Le partenariat de collaboration soulève de plus en plus d'intérêt chez les infirmières ainsi que chez de nombreux autres professionnels de la santé. Même s'il a fait ses preuves en tant que vision de la relation entre les professionnels de la santé et les bénéficiaires, on peine à trouver des explications claires sur sa mise en pratique. Serait-ce parce que l'idée paraît trop élémentaire à certains ? Elle n'est pourtant ni aussi simple ni aussi facile que les apparences ne le laissent croire. Il s'agit en effet d'un processus complexe qui exige de solides compétences en relations interpersonnelles et en communication.

On ne compte plus les livres et les articles dans les domaines des soins infirmiers et des sciences du comportement (psychologie, sociologie, anthropologie, études féminines, administration et gestion) qui traitent des relations de collaboration. Ces ouvrages, cependant, portent principalement sur la nature de la relation *entre des professionnels* (comme les membres d'équipes multidisciplinaires et interdisciplinaires, les employés et leurs employeurs) et non sur la relation entre les professionnels et ceux à qui ils fournissent des services. Le dépouillement des banques de données pertinentes nous a permis de recenser des centaines d'articles où il était question du partenariat de collaboration entre le professionnel de la santé et la personne ou le patient. La plupart, cependant, n'en décrivaient pas clairement la nature. Et seule une infime partie de ces articles rendaient compte de recherches empiriques.

Les ouvrages ne manquent pas sur la relation infirmière-personne, mais rares sont ceux qui portent exclusivement sur la collaboration entre les professionnels de la santé et les gens dont ils s'occupent. Les partenariats de collaboration connaissent une popularité grandissante, et de nombreux experts et praticiens s'en font les défenseurs, dans le domaine des soins infirmiers et ailleurs. Curieusement, nous n'avons pu trouver un seul livre qui traite uniquement de ce sujet. Nous en avons été d'autant plus étonnées que nous plaçons la relation infirmière-client à cette enseigne depuis les premiers jours de nos carrières. Nous avons donc conclu qu'il était temps pour nous d'écrire ce livre.

Au sein de la communauté des sciences infirmières à McGill, il existe une masse critique de cliniciennes, d'enseignantes, de chercheuses et de gestionnaires qui souscrivent à ces idées depuis plus de 30 ans. Les caractéristiques et les principes du partenariat de collaboration ont pris racine dans des milieux de pratique clinique très divers. Aussi les connaissances pratiques sur le sujet ont-elles beaucoup progressé. Une partie des découvertes ainsi réalisées se trouve exposée dans le présent ouvrage.

Pour nous préparer à écrire ce livre, nous avons formé un groupe de cliniciennes expertes, dont plusieurs sont membres du corps professoral de l'École des sciences infirmières de l'Université McGill. Nous avons tenu une série d'entrevues collectives en vue de récolter leurs idées sur la mise en pratique du partenariat de collaboration. (Vous trouverez plus de détails sur les entrevues et les expertes elles-mêmes dans la section intitulée « Le groupe d'expertes ».) Nous citons abondamment ces cliniciennes expertes afin d'illustrer nos idées théoriques sur la collaboration de même que la manière de les matérialiser. Ce livre vous aidera ainsi à comprendre les fondements du partenariat de collaboration et vous indiquera des stratégies précises pour le mettre en pratique.

Nous destinons cet ouvrage aux étudiantes de tous les ordres d'enseignement de même qu'aux cliniciennes qui désirent adopter l'approche du partenariat de collaboration. Nous axons nos propos sur les soins infirmiers, certes, mais nous nous adressons aussi à tous les professionnels de la santé physique et mentale, y compris les travailleurs sociaux, les psychologues, les professionnels des services à l'enfance, les médecins, les physiothérapeutes, les ergothérapeutes et les étudiants qui aspirent à travailler en collaboration avec leurs patients et clients.

Nous traitons dans ce livre d'aspects très divers de la collaboration entre l'infirmière et la personne ou la famille. Au chapitre premier, nous définissons le partenariat de collaboration et précisons ce qui le distingue de l'approche hiérarchique traditionnelle. Nous établissons également les fondements historiques et théoriques de la collaboration et expliquons les raisons de l'importance qu'elle revêt aujourd'hui. Nous énumérons au chapitre 2 les éléments essentiels d'une relation de collaboration, dont le partage du pouvoir, l'ouverture et le respect, l'impartialité et l'acceptation, la capacité de tolérer l'ambiguïté, la conscience de soi et la réflexion. Au chapitre 3, nous décrivons le modèle en spirale du partenariat de collaboration, une démarche en quatre phases qui permet d'établir et de développer une relation de collaboration. Nous exposons au chapitre 4 les facteurs qui influent sur le partenariat de collaboration et notamment ceux qui sont propres à l'infirmière, à la personne, à la relation ainsi qu'au contexte ou à l'environnement. Les stratégies ou comportements que l'infirmière peut adopter dans sa pratique pour créer et entretenir un partenariat de collaboration font l'objet du chapitre 5. Au chapitre 6, nous présentons les indicateurs comportementaux qui permettent à l'infirmière de mesurer l'étendue de la collaboration établie entre elle et la personne. Enfin, nous avons donné aux chapitres 7 et 8 la forme d'une foire aux questions afin de présenter directement le point de vue de nos expertes sur différents aspects du partenariat de collaboration.

REMERCIEMENTS

Nous n'aurions pu écrire ce livre sans le soutien et l'encouragement d'un grand nombre de personnes que nous tenons à remercier ici. Nous exprimons tout d'abord notre gratitude à Susan French, Ph. D., qui fut directrice de l'École des sciences infirmières de l'Université McGill de 2001 à 2005. C'est d'elle qu'est venue l'idée d'écrire une série d'ouvrages sur les divers concepts du modèle McGill. Mme French ne fait pas qu'émettre des idées, elle contribue à leur matérialisation en engageant les ressources nécessaires. Ces ressources, nous les devons à la générosité de Richard et Satoko Ingram et de la Fondation Newton. Richard et Satoko ont embrassé la cause de l'excellence en sciences infirmières. Grâce à leur dynamisme et à leur dévouement, les idées qui fleurissent à McGill sont maintenant diffusées dans la communauté infirmière tout entière.

Nous sommes redevables à Ann Millar, de la maison d'édition Elsevier, qui s'est ralliée à notre projet avec enthousiasme et l'a défendu en notre nom, de même qu'aux réviseurs anonymes dont les judicieux commentaires ont grandement amélioré notre texte. Nous remercions chaleureusement Dawn du Quesnay, notre éditrice, pour les remarques et les suggestions perspicaces qu'elle a émises tout au long du processus d'édition. Merci également à Katherine Hinkebein, notre chargée de projet, qui nous a adroitement guidées au cours des dernières étapes du voyage. Un merci spécial à Liz Radojkovic qui, grâce à son souci du détail, a apporté d'importants changements à la présentation du livre.

Nous voulons enfin exprimer notre reconnaissance aux personnes suivantes : Robin Canuel, Daniel Cassidy et Raleen Murphy, qui ont rassemblé, dépouillé et organisé la documentation ; Daniel Cassidy, encore, qui a retranscrit les interviews avec les expertes ; Margie Gabriel, coordonnatrice du personnel de soutien ; Marcia Beaulieu et Howard Richler, pour leur travail terminologique ; Daniel Heon, du service de l'audiovisuel de l'Hôpital de Montréal pour enfants, qui a enregistré les interviews sur bande magnétoscopique.

De la part de Chenelière Éducation

La maison d'édition Chenelière Éducation tient à remercier toutes les personnes qui ont contribué à la réalisation de cet ouvrage en version française. Notre gratitude se tourne, notamment, vers Cindy Dalton, qui a agi à titre de consultante scientifique. Son œil d'experte et son bilinguisme ont assuré que les propos présentés dans l'ouvrage original aient été traduits justement.

LE COMITÉ DE RÉVISION SCIENTIFIQUE

Sandra Felice
Humber College
Toronto, Ontario

Anne Hofmeyer
University of Alberta
Edmonton, Alberta

Patricia Melanson
Université Dalhousie
Halifax, Nouvelle-Écosse

Judith Shaw
St. Francis Xavier University
Antigonish, Nouvelle-Écosse

Jennifer Young
Red Deer College
Red Deer, Alberta

LES AUTEURES

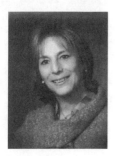

Laurie N. Gottlieb est professeure à l'École des sciences infirmières de l'Université McGill et titulaire de la chaire Flora Madeline Shaw. Elle est aussi rédactrice en chef de la *Revue canadienne de recherche en sciences infirmières (CJNR)*. Elle possède une maîtrise en sciences infirmières et un doctorat en psychologie du développement. Elle a participé aux toutes premières recherches sur le modèle McGill de soins infirmiers et, depuis, œuvre à son développement et à sa diffusion à titre de chercheuse, d'auteure et de conférencière.

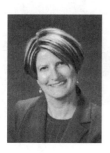

Nancy Feeley est professeure adjointe à l'École des sciences infirmières de l'Université McGill, agente principale de recherche à l'Hôpital général juif – Sir Mortimer B. Davis et chef de projet au Lady Davis Institute. Elle possède une maîtrise et un doctorat en sciences infirmières. Le modèle McGill a constitué l'axe de ses travaux de recherche, de sa philosophie de gestionnaire et de sa pratique clinique. À l'heure actuelle, elle enseigne l'utilisation du modèle McGill aux cycles supérieurs.

LE GROUPE D'EXPERTES

Toutes les cliniciennes expertes que voici ont accepté de nous faire bénéficier de leurs connaissances et de leur expérience. Nous les en remercions du fond du cœur.

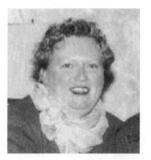

Jane Chambers-Evans, Inf. M. Sc. (A), M. Sc. (Bio-éthique), est infirmière clinicienne spécialisée en soins intensifs et éthicienne clinicienne. Elle est également professeure adjointe à l'École des sciences infirmières de l'Université McGill et affiliée à l'Unité d'éthique biomédicale de la faculté de médecine de la même université. Son expertise clinique englobe les soins infirmiers à la famille, l'intervention de crise, l'aide aux personnes en deuil et l'éthique. Elle travaille quotidiennement avec des patients, des familles et une équipe multidisciplinaire à l'unité des soins intensifs de l'Hôpital général de Montréal, rattaché au Centre universitaire de santé McGill. À titre de chercheuse, elle s'intéresse à la prise de décision en fin de vie.

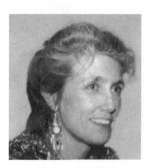

Joann Creager, Inf. M. Sc. (A), est infirmière clinicienne spécialisée en gériatrie et en soins de transition à l'Hôpital général de Montréal, rattaché au Centre universitaire de santé McGill. Elle pratique auprès de personnes âgées en réadaptation ou vivant dans des établissements de soins prolongés. Elle aide ces personnes et les membres de leur famille à s'adapter efficacement aux changements qu'entraîne le vieillissement. Avec des membres du personnel infirmier, elle se penche sur divers aspects de la pratique et s'intéresse tout particulièrement aux questions reliées à la fin de la vie.

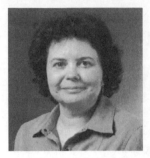

Cindy Dalton, Inf. M. Sc. (A), est infirmière clinicienne spécialisée et pratique à l'Hôpital général juif – Sir Mortimer B. Davis. Elle est aussi chargée de cours à l'École des sciences infirmières de la faculté de l'Université McGill. Elle a travaillé pendant de nombreuses années dans les domaines de la neurologie et de la santé communautaire. En milieu clinique, elle s'intéresse notamment au partenariat de collaboration et à la disposition au changement chez les patients. À titre de chargée de cours, elle a mis sur pied et donné un cours de premier cycle sur la pratique en collaboration.

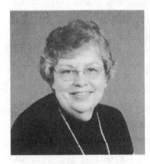

Margaret Eades, Inf. M. Sc. (A), est infirmière clinicienne spécialisée en oncologie à l'Hôpital général de Montréal, rattaché au Centre universitaire de santé McGill, et professeure adjointe à l'École des sciences infirmières de l'Université McGill. Elle intervient quotidiennement auprès de patients et de familles qui vivent l'expérience du cancer et fait bénéficier le personnel infirmier de son enseignement et de ses conseils. Dans le domaine de la recherche, elle étudie les effets de l'activité sur la fatigue chez les personnes atteintes de cancer. Elle est membre active de l'Association canadienne des infirmières en oncologie depuis de nombreuses années.

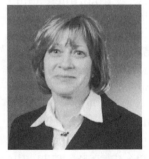

Lucia Fabijan, Inf. M. Sc. (A), est actuellement coordonnatrice des soins infirmiers à l'unité des soins ambulatoires de l'Hôpital neurologique de Montréal, rattaché au Centre universitaire de santé McGill, et professeure adjointe à l'École des sciences infirmières de l'Université McGill. Elle enseigne la collecte de données et l'intervention en soins infirmiers à la famille, et elle agit à titre de conseillère clinicienne auprès des étudiantes du premier cycle et des cycles supérieurs. Elle possède une formation accréditée en thérapie de couple et en thérapie familiale et reçoit des patients en qualité de thérapeute. Au moment où furent réalisées les interviews, elle était coordonnatrice des soins infirmiers au service externe de psychiatrie de l'Hôpital général juif – Sir Mortimer B. Davis. À ce titre, elle était responsable de la pratique infirmière de pointe en psychiatrie, de la pratique clinique auprès de personnes atteintes de maladies mentales ainsi que de l'enseignement des soins psychosociaux, des soins infirmiers aux familles et de la prise en charge thérapeutique de l'agressivité.

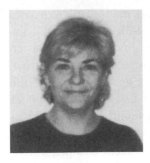

Catherine Pugnaire Gros, Inf. M. Sc. (A), est chargée de cours à l'École des sciences infirmières de l'Université McGill, où elle enseigne au premier cycle et aux cycles supérieurs depuis 1985. Elle est aussi infirmière clinicienne spécialisée en santé mentale à l'hôpital Douglas. Dans son travail à titre d'éducatrice, de clinicienne et de chercheuse, elle s'attache surtout au développement et à la mise en œuvre d'une pratique de collaboration centrée sur la famille.

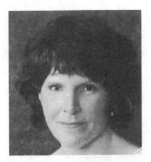

Heather D. Hart, B. Ed., B. Sc. Inf., M. Sc. (A), pratique à l'unité des soins palliatifs aux adultes au Centre universitaire de santé McGill. Elle a été professeure clinicienne en soins palliatifs et en gériatrie, et elle est chargée de cours à l'École des sciences infirmières de l'Université McGill.

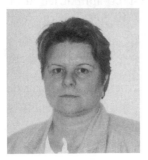

Irène Leboeuf, M. Sc. Inf., est infirmière clinicienne spécialisée en hémato-oncologie pédiatrique au Centre hospitalier universitaire Sainte-Justine. Au moment où les interviews furent enregistrées, elle travaillait à titre d'infirmière clinicienne spécialiste au service de neuro-oncologie pour adultes de l'Hôpital neurologique de Montréal, rattaché au Centre universitaire de santé McGill. Dans le domaine clinique, ses intérêts la poussent vers l'oncologie, les groupes de soutien pour les personnes atteintes de tumeurs cérébrales et leur famille ainsi que l'approche systémique familiale.

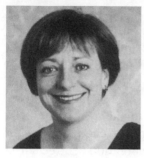

Diane Lowden, Inf. M. Sc. (A), est infirmière agréée en sclérose en plaques et infirmière clinicienne spécialiste rattachée au Programme de sclérose en plaques à l'Hôpital neurologique de Montréal, rattaché au Centre universitaire de santé McGill. Elle est aussi professeure adjointe à l'École des sciences infirmières de l'Université McGill. À titre d'infirmière en pratique de pointe, elle travaille auprès de personnes et de familles qui doivent composer avec la sclérose en plaques. Mme Lowden est membre du Réseau canadien des infirmières spécialisées en SP et de l'Organisation internationale des infirmières et des infirmiers spécialisés en SP. Elle collabore régulièrement avec ces groupes à des projets reliés aux soins cliniques, à l'éducation et à la recherche. Elle donne aussi des conférences, au Canada et à l'étranger, à des regroupements de professionnels sur les soins des personnes et des familles vivant avec la sclérose en plaques.

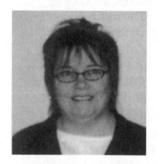

Deborah Radford-Moudarres, B. Sc. Inf., M. Sc. (A), travaille actuellement aux Chenango County-Harry Stack Sullivan Mental Health Services, dans l'État de New York, à titre d'infirmière praticienne interne en psychiatrie. Elle est aussi co-animatrice d'un groupe de gestion de l'anxiété. Elle est inscrite à un programme de troisième cycle en tant qu'infirmière praticienne en psychiatrie et santé mentale à l'Université de New York à Stony Brook. Au moment des interviews, elle travaillait à la clinique externe de psychiatrie de l'Hôpital général juif - Sir Mortimer B. Davis à titre d'infirmière clinicienne spécialiste.

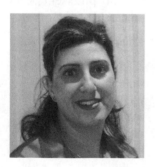

Rosalia (Lia) Sanzone, B. Sc. Inf., M. Sc. (A), est coordonnatrice par intérim du Programme enfance-famille-jeunesse au CLSC Métro, un CLSC qui sert une population multiculturelle. Elle y travaille en santé scolaire et en périnatalité depuis 1990. Elle est aussi chargée de cours à l'École des sciences infirmières de l'Université McGill depuis 2001.

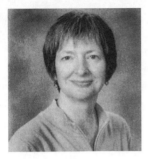

Gillian Taylor, Inf. M. Sc. (A), est infirmière clinicienne spécialisée en soins ambulatoires à l'Hôpital de Montréal pour enfants, rattaché au Centre universitaire de santé McGill, où elle travaille en rhumatologie. Elle est chargée de cours à l'École des sciences infirmières de l'Université McGill. En qualité d'infirmière clinicienne spécialiste, elle prodigue soins, enseignement et soutien à des familles qui comptent des enfants atteints d'affections rhumatismales chroniques ; de plus, elle fait le lien entre le centre hospitalier, les services de santé communautaires et les écoles. Préoccupée par les besoins des jeunes atteints d'arthrite, elle œuvre au sein des réseaux d'organismes provinciaux et nationaux qui visent à sensibiliser la population à cette maladie et à recueillir des fonds pour la recherche.

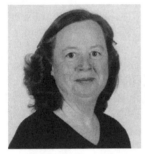

Jackie Townshend, Inf. M. Sc. (A), était au moment des interviews infirmière coordonnatrice à la clinique de fibrose kystique de l'Hôpital de Montréal pour enfants, rattaché au Centre universitaire de santé McGill. À ce titre, elle s'est occupée d'enfants et de familles aux prises avec une maladie génétique chronique et mortelle ; elle a aussi occupé le poste de coordonnatrice de l'équipe multidisciplinaire. À l'heure actuelle, elle profite d'une retraite bien méritée en Nouvelle-Écosse et fait du bénévolat dans un centre pour personnes âgées.

TABLE DES MATIÈRES

Avant-propos v
Remerciements ix
Le comité de révision scientifique xi
Les auteures xiii
Le groupe d'expertes xv

PARTIE 1 LE PARTENARIAT DE COLLABORATION

CHAPITRE 1   Les fondements du partenariat de collaboration 3

La relation hiérarchique traditionnelle et le partenariat de collaboration 4
La position philosophique sous-jacente au partenariat de collaboration 7
Une définition du partenariat de collaboration 8
   Le partage du pouvoir 9
   La poursuite d'objectifs centrés sur la personne et conjointement établis 9
   Un processus dynamique 10
La coopération et la participation du patient : des concepts connexes 10
Les principes du partenariat de collaboration 11
L'importance du partenariat de collaboration aujourd'hui : les six forces 12
   Première force : le consumérisme et le mouvement pour les droits
      des patients 13
   Deuxième force : les soins de santé primaires et la promotion de la santé 13
   Troisième force : l'accessibilité de l'information sur la santé 14
   Quatrième force : les changements de mentalité en matière de soins infirmiers
      et de déontologie 14
   Cinquième force : le virage ambulatoire 15
   Sixième force : les nouvelles connaissances sur la modification
      du comportement 16
Le partenariat de collaboration est-il efficace ? 17
Les gens désirent-ils établir un partenariat de collaboration
  avec les professionnels ? 18
Que disent du partenariat de collaboration les gens qui en ont
  fait l'expérience ? 22
Que disent les infirmières et les autres professionnels de la collaboration ? . . . 24

**CHAPITRE 2   Les éléments essentiels du partenariat
de collaboration** 27

Le partage du pouvoir 28
   La connaissance, instrument de pouvoir 31
   Les conditions préalables au partage du pouvoir 32
L'ouverture d'esprit et le respect 33

L'attitude non critique et l'acceptation 36
La capacité de tolérer l'ambiguïté 36
La conscience de soi et l'introspection 37

CHAPITRE 3   Le modèle en spirale du partenariat de collaboration . . .   41

Phase 1 : explorer et faire connaissance   42
Échanger de l'information   43
Établir la confiance   44
Se confier   46
Phase 2 : focaliser   47
Clarifier les objectifs   47
Classer les objectifs par ordre de priorité et s'atteler à l'atteinte du premier . . .   48
Phase 3 : exécuter   49
Étudier les solutions possibles   50
Élaborer un plan d'action provisoire   50
Phase 4 : réviser   51

**CHAPITRE 4   Les facteurs qui influent sur le partenariat
de collaboration**   55

Le choix du meilleur moment d'agir (*timing*)   56
Les facteurs personnels   58
Les croyances et les attentes   58
Les connaissances   59
Les aptitudes à la pensée critique   60
Les modes d'apprentissage   60
La disposition à apprendre ou à changer (*readiness*)   61
Les aptitudes à la communication et aux relations interpersonnelles   61
L'état physique et mental   63
Les facteurs relationnels   64
L'historique de la relation   64
La compatibilité   65
Les facteurs environnementaux, organisationnels et contextuels   65
Le guide d'évaluation des facteurs   67

**CHAPITRE 5   Les stratégies infirmières favorisant l'établissement
du partenariat de collaboration**   73

Les stratégies favorisant le partage du pouvoir   74
Employer un langage qui véhicule l'idée de partenariat   74
Expliquer l'approche de collaboration et ses bénéfices   76
Demander l'opinion ou le point de vue de la personne   76
Exprimer son opinion ou son point de vue   77
Inviter la personne à participer à la diffusion de l'information   77
Inviter la personne à participer à l'établissement du rythme
de travail (*pacing*)   78
Établir avec la personne les modalités de la relation   79
Amener les personnes à résoudre leurs problèmes au lieu de les résoudre
à leur place   80

Aider les personnes à discerner, formuler, préciser et hiérarchiser
leurs intentions 80
Éviter de dire à la personne quoi faire 80
Les stratégies favorisant l'expression de l'ouverture d'esprit et du respect . . . 81
Tenir les rencontres en privé 82
Réserver du temps pour des rencontres avec la personne 82
Reconnaître verbalement et non verbalement les sentiments de la personne
et les valider 83
Déceler et commenter les forces de la personne 84
Se montrer disponible 84
Demander périodiquement des nouvelles de la personne 85
**Les stratégies favorisant l'expression de l'attitude non critique
et de l'acceptation** 85
Dissimuler la surprise, l'inquiétude ou le choc 86
Éviter de feindre qu'on n'a pas entendu 87
Éviter de critiquer 87
Traiter explicitement des sentiments ou des réactions qui pourraient paraître
inacceptables 87
Les stratégies favorisant la souplesse ou la capacité de tolérer l'ambiguïté . . . 88
Admettre qu'un partenariat de collaboration n'évolue pas toujours de manière
prévisible 88
Accepter de se laisser guider par les personnes dont on s'occupe 88
Les stratégies favorisant la conscience de soi et l'introspection 89
Se poser des questions introspectives 89
Tenir un journal 90
Discuter avec ses collègues 91

CHAPITRE 6   Les indicateurs du partenariat de collaboration 93
L'évaluation 94
Les indicateurs 95
Les indicateurs du partage du pouvoir 95
Les indicateurs de l'ouverture d'esprit, du respect et de l'attitude
non critique 100
Les indicateurs de la capacité de tolérer l'ambiguïté 101
Les indicateurs de la conscience de soi et de l'introspection 102
L'étape suivante 103
La liste de vérification des indicateurs du partenariat de collaboration 104

PARTIE 2   LA FOIRE AUX QUESTIONS

**CHAPITRE 7   La foire aux questions I : la diversité
culturelle, les milieux de pratique et la durée** 109
Les cliniciennes expertes 110
La diversité culturelle 111
Question 1   Quelles sont les difficultés reliées à la collaboration
avec des personnes issues de milieux culturels différents ? 111
Question 2   Est-il possible de collaborer avec les personnes par l'entremise
d'un interprète ? 113

Question 3   Les hommes et les femmes réagissent-ils différemment à
l'approche de collaboration ?.. 115

Question 4   Comment collaborer avec plusieurs membres
d'une même famille ?.. 117

Question 5   Est-il possible de collaborer avec des personnes qui ont de
la difficulté à exprimer leurs besoins et leurs objectifs ?.................. 120

Question 6   Comment collaborer avec des personnes incapables de
communiquer en raison d'une maladie aiguë ou en phase terminale ?...... 122

Les milieux de pratique et la durée... 124

Question 7   Quel est l'effet du milieu de pratique sur le partenariat
de collaboration ? 124

Question 8   Est-il possible d'utiliser une approche de collaboration lorsque
les rencontres entre l'infirmière et la personne sont brèves, dans un
service d'urgences ou un centre de santé pour étudiants, par exemple ?..... 126

Question 9   Quels sont les avantages d'une collaboration prolongée ?........ 128

**CHAPITRE 8   La foire aux questions II : la collaboration et la relation
infirmière-personne**.. 131

Question 1   Certaines personnes pensent que les professionnels sont
des « experts » qui ont toujours raison. Une infirmière peut-elle établir
un partenariat de collaboration avec ces personnes ?..................... 132

Question 2   Certaines personnes pensent que les professionnels doivent
avoir personnellement vécu une situation pour être crédibles.
Comment l'infirmière peut-elle collaborer avec ces personnes ? 135

Question 3   Que l'infirmière doit-elle révéler sur elle-même dans un
partenariat de collaboration ?... 137

Question 4   Existe-t-il des situations dans lesquelles l'infirmière est plus
directive ou des situations dans lesquelles la collaboration n'est
pas appropriée ?... 141

Question 5   Dans les milieux des soins communautaires et des soins
ambulatoires, l'infirmière doit souvent communiquer par téléphone.
Est-il possible d'employer une approche de collaboration au cours d'une
conversation téléphonique ou le contact direct est-il essentiel ?............ 142

Question 6   Comment un partenariat de collaboration se termine-t-il ?
Le processus est-il différent de celui qui met fin à une approche
traditionnelle ?... 144

Question 7   Quels sont les inconvénients ou les limites du partenariat de
collaboration dans votre pratique ? 148

Question 8   Si vous disposiez de deux minutes pour convaincre
vos collègues d'adopter le partenariat de collaboration dans leur
pratique, que leur diriez-vous ?.. 150

Lectures suggérées 153
Glossaire 159
Références... 163
Index.. 177
L'essentiel du partenariat de collaboration 184

Partie 1

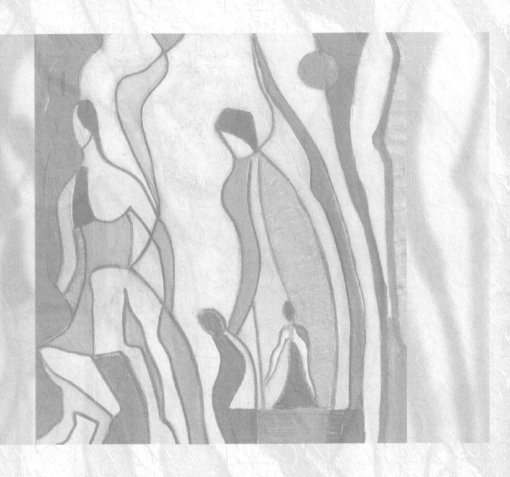

LE PARTENARIAT
DE COLLABORATION

Chapitre **1**

LES FONDEMENTS DU PARTENARIAT DE COLLABORATION

Collaborer, c'est déterminer les objectifs de santé du client et des membres de sa famille, travailler avec eux, demander leur aide, offrir mon expertise et trouver une manière de travailler ensemble pour atteindre les objectifs.
— Joann Creager, infirmière

Après avoir lu ce chapitre, vous pourrez :
- décrire les deux formes fondamentales de la relation infirmière-personne et donner leurs caractéristiques ;
- définir le partenariat de collaboration ;
- énoncer les 10 principes du partenariat de collaboration ;
- énumérer et décrire les six forces qui ont rendu le partenariat de collaboration nécessaire en soins infirmiers ;
- donner des preuves à l'appui de l'efficacité du partenariat de collaboration.

Le terme *collaboration* fait désormais partie du vocabulaire courant des soins de santé. Doté d'une connotation positive, il évoque habituellement l'idée de progression. Et son sens s'est élargi, si bien qu'il désigne à présent la nature de la relation entre le professionnel de la santé et la personne. Il s'utilise souvent de manière interchangeable avec un autre mot familier : *partenariat*. Pour décrire la nature idéale du partenariat entre l'infirmière et la personne, nous avons associé ces deux termes et créé l'expression *partenariat de collaboration*.

Le présent ouvrage porte sur le partenariat de collaboration entre l'infirmière et la personne. Les idées, les principes et les lignes directrices que nous y présentons valent pour toute relation entre un intervenant du domaine de la santé et une personne, mais nous nous adressons principalement aux infirmières, car elles sont particulièrement sensibles à la qualité de cette relation. De fait, la relation infirmière-personne est considérée comme l'élément fondamental de la pratique infirmière, et c'est à travers elle que la profession infirmière se vit et s'exprime.

Nous préférons le mot *personne* à *patient* ou *client,* car *patient* désigne habituellement une personne malade ou hospitalisée et *client,* une personne bien portante vivant dans la communauté. Pour nous, le mot **personne** désigne le vis-à-vis de l'infirmière dans le partenariat de collaboration ; il peut s'agir d'un individu, d'une famille, d'une communauté ou encore d'un groupe ou d'une population auprès desquels l'infirmière intervient. Le mot *personne* a un sens large et neutre, il n'évoque ni un endroit ni un rôle particuliers et il possède moins de connotations négatives que les autres termes.

Les premières théoriciennes des sciences infirmières, telles Peplau (1952) et Orlando (1961), avaient déjà compris que la nature de la relation infirmière-personne détermine notre façon d'aider les gens à améliorer leur état de santé et à composer avec les étapes de la vie, les maladies, les traumatismes, les blessures et la mort. Ces éclaireuses considéraient même les interventions infirmières à caractère essentiellement technique comme des rencontres interpersonnelles entre l'infirmière et la personne. Dans leur sillage, la relation infirmière-personne est devenue l'élément fondamental des soins infirmiers. Il existe différentes manières de conceptualiser ou d'envisager la relation infirmière-personne, et chacune détermine une approche particulière des soins infirmiers. Les deux formes fondamentales de la relation infirmière-personne sont la *relation hiérarchique traditionnelle* et le *partenariat de collaboration*.

LA RELATION HIÉRARCHIQUE TRADITIONNELLE ET LE PARTENARIAT DE COLLABORATION

La **relation hiérarchique traditionnelle** a longtemps prévalu en soins infirmiers comme dans la plupart des professions d'aide. On l'appelle aussi *approche autoritaire, approche paternaliste, relation unilatérale* et *modèle professionnel de pratique*. Elle est issue d'une tradition voulant que le professionnel de la santé endosse le rôle de l'expert possédant les connaissances et le pouvoir nécessaires pour traiter et guérir la maladie. Cette relation d'aide entre l'infirmière et la personne est le fruit d'une mentalité paternaliste et se compare à la relation parent-enfant. Dans une relation paternaliste, le professionnel ou le parent est celui qui possède la connaissance et l'expertise et qui, par conséquent, a toujours raison. C'est lui qui jouit de l'autorité et du pouvoir décisionnel et c'est lui qui assume la responsabilité de la santé de la personne. En échange des soins qu'on lui prodigue, la personne a pour rôle de se plier aux décisions du professionnel.

Le partenariat de collaboration, d'un autre côté, a ses racines dans le mouvement de promotion de la santé. Il s'apparente notamment à la *relation de réciprocité*, à la *relation d'autodétermination,* à la *pratique participative* et à la *relation de mutualité.* Il est le fruit d'une mentalité égalitaire et a de nombreuses caractéristiques en commun avec une relation d'adulte à adulte dont les partenaires jouissent d'un statut et d'un pouvoir comparables (Lowenberg, 1989 ; McQueen, 2000). Dans une relation égalitaire, le rôle du professionnel est d'aider l'autre personne à croître et à se développer (Mayeroff, 1972), à prendre des décisions et à se rendre responsable de sa propre santé. Les partenaires dans une telle relation possèdent tous deux des connaissances et de l'expertise, quoique de types différents. Ils se témoignent du respect et tirent tous deux des bénéfices d'une relation qui leur permet de croître et de se développer (Halstead, Wagner, Margo et Ferkol, 2002).

La relation hiérarchique traditionnelle et le partenariat de collaboration diffèrent à bien des égards : les principes sous-jacents, la visée des soins, le rôle de l'infirmière, le rôle de la personne, la nature de la relation, le mode d'établissement des objectifs, la nature de l'évaluation et les résultats escomptés. Le tableau 1.1 présente un parallèle entre ces deux formes de la relation infirmière-personne.

Il existe trois distinctions fondamentales entre la relation hiérarchique traditionnelle et le partenariat de collaboration. Dans une relation hiérarchique traditionnelle, premièrement, le professionnel se considère comme un expert qui possède les connaissances nécessaires pour déterminer ce qui convient le mieux à la personne « ignorante ». Ce savoir confère au professionnel le pouvoir d'établir des objectifs, de prendre des décisions et de trouver des solutions aux problèmes. Dans un partenariat de collaboration, au contraire, le professionnel se considère comme un expert doté d'un savoir spécialisé mais reconnaît que la personne possède aussi des connaissances essentielles à la prise de décision et à la planification des soins.

La deuxième distinction entre les deux formes de la relation infirmière-personne réside dans les modalités du processus décisionnel. La prise de décision revient essentiellement au professionnel dans la relation hiérarchique traditionnelle, tandis que, comme l'évaluation, elle appartient conjointement aux deux partenaires dans le partenariat de collaboration. Chacun doit donc tenir compte des perceptions, des besoins et des objectifs de l'autre afin de parvenir à un subtil équilibre. Dans le partenariat de collaboration, enfin, la relation apporte tant au professionnel qu'à la personne des apprentissages, des bénéfices et des occasions de croître.

TABLEAU 1.1	Le parallèle entre les deux formes de la relation infirmière-personne : la relation hiérarchique traditionnelle et le partenariat de collaboration	
Critères de comparaison	Relation hiérarchique traditionnelle (paternaliste)	Partenariat de collaboration
Présupposés	La personne a besoin que le professionnel la prenne sous son aile. Passive, elle n'est pas responsable de ses soins. Elle ne possède ni les connaissances ni les capacités nécessaires pour comprendre et prendre en charge sa maladie ou ses problèmes. L'autorité et la responsabilité appartiennent au professionnel.	Active, la personne assume une partie de la responsabilité de ses soins. Elle possède des connaissances et des capacités qui peuvent lui permettre de comprendre et de prendre en charge sa maladie ou ses problèmes ou encore de poursuivre ses objectifs selon des modalités qui lui conviennent.
Visée	La maladie, les symptômes ou les problèmes de la personne.	La capacité de la personne de bien se porter, de jouir d'une grande qualité de vie et de donner un sens à sa vie.
Rôle de l'infirmière	L'experte qui possède les connaissances et qui, par conséquent, résout les problèmes et prend les décisions.	Une animatrice qui encourage les gens à exprimer leurs perceptions, à partager leur expertise, à participer à une prise de décision conjointe et à développer leur autonomie et leur efficacité personnelle. Elle aide les personnes à exploiter pleinement leurs forces et leurs ressources. Elle possède des connaissances sur les personnes elles-mêmes et sur leurs maladies.
Rôle de la personne	Bénéficiaire passif de l'expertise du professionnel.	Partenaire actif qui joue un rôle important dans l'établissement des objectifs et la recherche de solutions adaptées à lui.

(suite)

TABLEAU 1.1	Le parallèle entre les deux formes de la relation infirmière-personne : la relation hiérarchique traditionnelle et le partenariat de collaboration (*suite*)	
Nature de la relation	Le professionnel joue le rôle dominant et la personne, le rôle subordonné. Le pouvoir est inégalement réparti et la relation est asymétrique.	La relation est réciproque et mutuelle ; chaque partenaire donne et reçoit, si bien que la relation gagne en symétrie et en équilibre. Les objectifs, les rôles et les responsabilités font l'objet d'une négociation continuelle. Les deux partenaires renoncent à une part de leur autonomie dans la mesure où ils valorisent l'expertise de l'autre. Les deux bénéficient d'une relation qui leur permet de croître.
Établissement des objectifs	Le professionnel établit les objectifs, le plus souvent en se fondant uniquement sur les problèmes.	Les partenaires établissent conjointement les objectifs.
Évaluation	Le professionnel mesure le degré d'atteinte des objectifs qu'il a établis pour la personne.	Les partenaires mesurent conjointement le degré d'atteinte des objectifs qu'ils ont établis ensemble.
Résultat escompté	Le problème est résolu ou la personne est taxée de non-observance, ce qui peut lui faire porter le blâme d'un échec éventuel.	Le problème est résolu ou non, mais la capacité de la personne de prendre en charge ses problèmes actuels ou futurs a augmenté. Les deux partenaires acceptent conjointement la responsabilité du résultat obtenu.

D'après Allen, 1977 ; Courtney, Ballard, Fauver, Gariota et Holland, 1996 ; Gottlieb, 1997 ; Gottlieb et Rowat, 1997 ; Hall et Allan, 1994 ; Kasch, 1986 ; Pratto et Walker, 2001.

LA POSITION PHILOSOPHIQUE SOUS-JACENTE AU PARTENARIAT DE COLLABORATION

L'infirmière qui choisit l'approche du partenariat de collaboration souscrit à un certain nombre de croyances, de valeurs et d'attitudes à l'égard des personnes, des soins infirmiers et de la relation infirmière-personne. Certains considèrent que ces croyances, ces valeurs et ces attitudes constituent une position philosophique.

Une *position philosophique* définit la *manière* dont l'infirmière devrait interagir et travailler avec les personnes ; elle s'exprime dans chaque interaction et dans chaque rencontre. Les croyances, les valeurs et les attitudes qui sous-tendent le partenariat de collaboration ont trait au partage du pouvoir entre l'infirmière et la personne, aux modalités de la prise de décision, à la planification des soins, aux rôles des partenaires et à leurs interactions.

Dans la section intitulée « Le groupe d'expertes », au début du livre, nous avons présenté les infirmières cliniciennes qui nous ont fait part de leurs expériences. Nous les citerons de temps à autre pour illustrer le passage de la théorie à la pratique. Ainsi, Gillian Taylor, une infirmière qui travaille auprès d'enfants arthritiques et de leurs familles, s'exprime comme suit à propos de la collaboration : *La collaboration, c'est une position que je prends, une position où je me situe pour dire : « Je n'ai pas de formule magique. J'ai beaucoup de connaissances et j'ai des partis pris, des objectifs et des espoirs pour les personnes et les familles. Mais je ne sais pas exactement où je m'en vais. » Cela n'enlève rien au fait que je sois active et que j'aie beaucoup à apporter à la relation et à la tâche à accomplir, mais il n'en reste pas moins que j'ignore comment tout cela va s'articuler. Prendre cette position signifie qu'en tant qu'infirmière, je vais accorder beaucoup d'importance à la relation avec la famille, la personne ou le client. Ce qu'ils devraient atteindre, ce qu'ils devraient être, ce qu'ils devraient faire, tout cela est important aussi. Choisir l'approche de la collaboration, c'est dire : « Je vais porter attention à ma relation avec ces personnes. »*

UNE DÉFINITION DU PARTENARIAT DE COLLABORATION

Les mots *partenariat* et *collaboration* sont souvent employés indifféremment dans les ouvrages scientifiques. Dans une analyse conceptuelle du partenariat infirmière-personne, Gallant, Beaulieu et Carnevale (2002) ont passé en revue plus de 100 articles publiés en sciences infirmières, en médecine, en sciences humaines et en psychologie. Elles ont défini le partenariat comme « une relation interpersonnelle entre deux personnes ou plus qui travaillent ensemble pour atteindre un objectif conjointement défini » (p. 151). McQueen (2000) a synthétisé comme suit les définitions données au partenariat dans les ouvrages en sciences infirmières : « Une association entre l'infirmière et le patient dans laquelle chacun est un individu respecté et autonome ayant une contribution à faire au projet commun et travaillant à l'atteinte d'un objectif conjointement établi » (p. 726).

Quant à nous, nous définissons le **partenariat de collaboration** comme la poursuite d'objectifs centrés sur la personne à travers un processus dynamique qui nécessite la participation active et l'accord de tous les partenaires. La relation en est une de partenariat et le travail en est un de collaboration, d'où le terme *partenariat de collaboration*. Les caractéristiques du partenariat de collaboration sont :

- le partage du pouvoir et de l'expertise ;
- la poursuite d'objectifs centrés sur la personne et conjointement établis ;
- le déclenchement d'un processus dynamique nécessitant la participation active et l'accord de tous les partenaires de la relation.

Nous allons à présent étudier ces trois caractéristiques en détail.

Le partage du pouvoir

Le partage du pouvoir est le trait distinctif du partenariat de collaboration. Dans ce type de relation, les visées et objectifs respectifs de l'infirmière et de la personne sont exprimés et valorisés (Kasch, 1986). Les deux partenaires apportent leur contribution (qu'il s'agisse de connaissances, d'expérience ou d'expertise) à la relation. L'infirmière reconnaît et apprécie les capacités, les connaissances, les habiletés et l'expérience de son vis-à-vis. Et le pouvoir de la personne repose précisément sur cette reconnaissance de son expertise par l'infirmière. Kasch souligne qu'une relation de collaboration entre l'infirmière et la personne peut exiger que cette dernière endosse de nouveaux rôles afin de participer à la prise de décision et à la résolution de problème, d'établir les objectifs et de soupeser les différents plans d'action possibles.

Lucia Fabijan, une infirmière qui travaille auprès de personnes atteintes de maladies mentales, déclare : *La collaboration, c'est comprendre qui est la personne, ce qu'elle désire exprimer et ce qu'elle aimerait changer ou accomplir dans sa vie. Le plan de travail vient de la personne qui est en face de nous, pas de l'infirmière.*

Jane Chambers-Evans, une infirmière rattachée à une unité de soins intensifs, estime que le partenariat de collaboration fait intervenir deux parties actives : *À mon avis, la collaboration est impossible s'il n'y a pas de partenaires, c'est-à-dire s'il y a une personne qui fait tout le travail et une autre qui essaie seulement de la garder à distance. Je ne considère pas cela comme de la collaboration. Ça n'est pas de la collaboration tant qu'il n'y a pas une forme d'engagement.*

La poursuite d'objectifs centrés sur la personne et conjointement établis

En règle générale, la collaboration se définit comme la réunion de deux personnes ou plus qui travaillent ensemble à l'atteinte d'un objectif commun (DeChillo, Koren et Schultze, 1994 ; Kim, 1983 ; Williamson, 1981). Au Comox

Valley Nursing Centre (Clarke et Mass, 1998), on définit comme suit la collaboration en soins infirmiers : « La collaboration est un processus conjoint de communication et de prise de décision qui vise explicitement à satisfaire les besoins du client en matière de bien-être et de traitement de la maladie tout en respectant les qualités et les capacités particulières du client et de l'infirmière » (p. 18). De même, notre définition du partenariat de collaboration entre l'infirmière et la personne comporte la notion d'un travail d'équipe visant l'atteinte d'objectifs conjointement établis.

Joann Creager, une infirmière qui travaille auprès de personnes âgées dans un centre hospitalier, s'exprime comme suit : *Collaborer, pour moi, c'est essayer de discerner les objectifs du client et des membres de sa famille en matière de santé. Je travaille avec eux, je demande leur aide, j'offre mon expertise et je cherche un moyen qui nous permette de travailler ensemble à l'atteinte de ces objectifs. Dans certains cas, j'ai moi-même en tête des objectifs auxquels ils n'ont pas pensé. Alors il m'arrive de les présenter afin de voir s'ils leur conviennent.*

Un processus dynamique

Nous considérons le partenariat de collaboration comme un processus qui s'instaure entre l'infirmière et la personne. Analogue à la démarche de soins infirmiers et à la résolution de problème, ce processus est dynamique dans la mesure où il nécessite l'accord et la participation active de tous les partenaires. Il comprend différentes phases et différents sous-processus, dont l'échange d'information, l'établissement de la confiance, la négociation et le classement des objectifs par ordre de priorité. Nous traiterons en détail des phases du partenariat de collaboration au chapitre 3.

LA COOPÉRATION ET LA PARTICIPATION DU PATIENT : DES CONCEPTS CONNEXES

La coopération ne constitue que le premier pas vers le processus plus complexe qu'est le partenariat de collaboration. La **coopération** se définit comme « l'action de planifier et de travailler ensemble de manière constructive » (Baggs et Schmitt, 1988). Une personne peut être effacée et passive et néanmoins coopérative. Il ne faut pas confondre coopération et collaboration. La coopération est une condition préalable au partenariat de collaboration ; autrement dit, la collaboration nécessite une certaine part de coopération. Or, la collaboration nécessite aussi de l'assurance et un engagement actif. Les actes de coopération ne sont pas tous des actes de collaboration, tandis que tous les actes de collaboration exigent une coopération.

La **participation** suppose que la personne s'engage ou ait la possibilité de s'engager dans le processus décisionnel ou dans la prestation d'un service (Brearly, 1990). On peut considérer la participation ou l'engagement de la personne comme un continuum. À un extrême, on trouve une personne passive et un professionnel de la santé actif, puis on progresse vers un état où le degré d'activité de la personne augmente tandis que celui du professionnel diminue. On parvient ensuite à un état où le degré d'activité est presque égal. À l'autre extrême, enfin, on trouve une personne active et un professionnel de la santé inactif. L'équilibre idéal entre le degré d'activité de la personne et celui du professionnel dépend du type de problème de santé, du contexte ainsi que des préférences et du potentiel de participation de la personne (Brearly, 1990).

On peut analyser la participation sous l'angle des différentes façons dont la personne prend part à ses soins. Klein (citée par Biley, 1992) discerne cinq formes de participation :

1. *L'information :* Pour certains, la participation signifie que le professionnel fournit de l'information à la personne, laquelle a pour rôle de la recevoir.
2. *La consultation :* Pour d'autres, la participation signifie que le professionnel consulte la personne et, peut-être, utilise l'information obtenue pour planifier les soins.
3. *La négociation :* Dans ce cas, la participation s'accroît entre le professionnel et la personne, et les deux procèdent à des négociations.
4. *La participation proprement dite :* Le professionnel et la personne prennent tous deux part à la prise de décision.
5. *Le droit de veto :* La personne a le pouvoir ou le droit d'opposer son veto à toute décision relative à ses soins.

La négociation, la participation et le droit de veto (dévolu aux deux partenaires) sont les formes de participation qui concordent le plus étroitement avec notre conception du partenariat de collaboration. Par conséquent, la participation de la personne a ceci de commun avec le partenariat de collaboration que la personne est au coeur du processus décisionnel et constitue un partenaire actif et engagé.

LES PRINCIPES DU PARTENARIAT DE COLLABORATION

Dix grands principes sous-tendent le partenariat de collaboration :

1. La personne et l'infirmière aspirent à une relation de collaboration et conviennent de l'établir.
2. Le partenariat de collaboration peut prendre plusieurs formes, selon les préférences, les capacités et la situation de la personne.

3. L'infirmière évalue constamment les conditions qui influent sur la colla-boration et adapte la forme du partenariat de collaboration conformé-ment aux besoins, aux capacités et à la situation de la personne.
4. Le partenariat de collaboration a une finalité et est orienté vers un but.
5. Pour atteindre les objectifs conjointement établis, l'infirmière et la personne doivent comprendre la situation dans toute la mesure du possible au moment où elles collaborent. Cela suppose qu'elles échan-gent leurs points de vue.
6. Dans un partenariat de collaboration, la personne constitue la source d'information première et essentielle.
7. La personne et l'infirmière apportent chacune au partenariat des ressources qu'elles utiliseront en collaboration.
8. Dans certaines situations, la collaboration implique que l'infirmière émette un point de vue très différent de celui de la personne, qu'elle remette en question l'opinion de la personne ou qu'elle invite la personne à se pencher sur de nouvelles idées.
9. Le partenariat de collaboration peut se transformer au cours d'une rencontre et au fil des rencontres, à mesure que la situation se modifie ou que les besoins et les capacités de la personne évoluent.
10. Le partenariat de collaboration nécessite un vaste répertoire d'habiletés en communication et en relations interpersonnelles.

L'IMPORTANCE DU PARTENARIAT DE COLLABORATION AUJOURD'HUI : LES SIX FORCES

Au cours des dernières décennies, la collaboration s'est imposée comme une approche non seulement souhaitable mais nécessaire dans le domaine des soins de santé (Coulter, 1999 ; Patterson, 1995). Les changements qui ont marqué tant la société que les services de santé ont mis en lumière les limites de la relation hiérarchique traditionnelle. Il fallait trouver une nouvelle approche.

Nous décrirons dans cette section les six forces qui ont mené à l'émergence du partenariat de collaboration dans les systèmes de soins de santé de pays comme l'Australie, le Royaume-Uni, les États-Unis et le Canada, pour ne nommer que ceux-là. Ces six forces sont :

1. Le consumérisme et le mouvement pour les droits des patients
2. Les soins de santé primaires et la promotion de la santé
3. L'accessibilité de l'information sur la santé
4. Les changements de mentalité en matière de soins infirmiers et de déontologie
5. Le virage ambulatoire
6. Les nouvelles connaissances sur la modification du comportement

Première force : le consumérisme et le mouvement pour les droits des patients

L'idée voulant que les professionnels de la santé considèrent les personnes comme des partenaires a émergé à la fin des années 1960 et au début des années 1970, en même temps que le mouvement consumériste. C'est à cette époque, en effet, que les consommateurs ont commencé à critiquer le traitement que leur réservaient les entreprises de service et les professionnels. La remise en question s'est ensuite étendue au système de soins de santé et aux droits des patients (Biley, 1992 ; Cahill, 1998 ; Kirk et Glendinning, 1998 ; McQueen, 2000 ; Sullivan, 1998). En même temps qu'ils réclamaient une plus grande part de responsabilité et de pouvoir dans la détermination de leurs soins (Lowenberg, 1989), les gens ont commencé à réévaluer leur rôle et celui des intervenants. De mieux en mieux informés et de plus en plus sûrs de leur aptitude à la prise de décision, les gens ne voulaient plus de l'attitude paternaliste et hautaine qui caractérisait le comportement des professionnels de la santé.

Plus récemment, les contraintes budgétaires et les nouvelles modalités de prestation des soins ont rendu le besoin encore plus criant (Cahill, 1998). Durant les années 1980 et 1990, gestionnaires et politiciens ont été forcés de trouver des moyens de juguler la montée en flèche des coûts des services de santé. La tension s'est installée entre les consommateurs de soins de santé d'une part et les administrateurs et décideurs d'autre part, qu'il s'agisse des gouvernements au Canada ou des organismes de maintien de la santé aux États-Unis. On a alors assisté au retour des soins centrés sur la personne. Il fallait en même temps informer les consommateurs sur les coûts des soins de santé et leur enseigner à utiliser les services de manière judicieuse et éclairée (Sullivan, 1998). Les soins de santé peuvent vraisemblablement être dispensés plus efficacement et plus diligemment si les gens participent au processus décisionnel et à l'exécution de leurs soins (Hollman et Lorig, 2000).

Deuxième force : les soins de santé primaires et la promotion de la santé

Depuis que de nombreuses études ont démontré que les expériences de la petite enfance et le mode de vie sont d'importants facteurs qui contribuent à la morbidité et à la mortalité, la société tend à consacrer davantage de ressources à la promotion de la santé et à la prévention de la maladie. Cette volonté d'axer les soins de santé non plus sur la maladie mais sur la santé est à l'origine de l'essor des soins de santé primaires et du mouvement de promotion de la santé auquel on assiste depuis quelques années. La participation du client à ses propres soins est au nombre des cinq grands principes des soins de santé primaires énoncés par l'Organisation mondiale de la santé (OMS) (cité dans MacIntosh et

McCormack, 2001). L'OMS définit la promotion de la santé comme « le processus qui confère aux populations les moyens d'assurer un plus grand contrôle sur leur propre santé et d'améliorer celle-ci » (cité dans Strickland et Strickland, 1996, p. 22). La collaboration entre les professionnels et les personnes constitue l'une des prémisses des soins de santé primaires (Stewart, 1990). Deux infirmières canadiennes, Young et Hayes (2002), ont décrit une approche transformative de la promotion de la santé en soins infirmiers. Cette approche repose sur un processus de collaboration selon lequel les professionnels de la santé travaillent avec les individus, les familles, les communautés et les populations en vue d'améliorer activement leur état de santé. On a avancé que le meilleur moyen dont disposent les professionnels pour faire participer les gens à leurs propres soins est d'instaurer un partenariat de collaboration avec eux (Strickland et Strickland, 1996). On pense aussi que les gens qui collaborent à leurs propres soins ont plus de chances d'obtenir des soins adaptés à leurs besoins (MacIntosh et McCormack, 2001). Selon toute vraisemblance, ils en sont aussi plus satisfaits, car ils ont le sentiment de maîtriser leur état de santé. Enfin, ils sont plus enclins à observer leur plan de traitement puisqu'ils ont participé à son élaboration (Roberts et Krouse, 1988).

Troisième force : l'accessibilité de l'information sur la santé

L'essor des télécommunications et l'avènement de l'autoroute de l'information ont profondément modifié la manière dont les gens interagissent avec les intervenants du domaine de la santé (Loiselle et Dubois, 2003). Facilement et abondamment informés sur la santé grâce à la télévision, à la radio et à Internet, les gens se montrent non seulement désireux mais aussi capables de participer à leurs soins. Jadis, le savoir constituait le privilège exclusif du professionnel de la santé. À présent, nous sommes en présence d'un public éduqué et bien informé qui réclame voix au chapitre. Les gens ont désormais besoin de professionnels de la santé capables de les aider à repérer, trier, déchiffrer et interpréter l'information pertinente à leur cas.

Quatrième force : les changements de mentalité en matière de soins infirmiers et de déontologie

Le principe de la participation des personnes à leurs soins est devenu une prémisse de la pratique infirmière contemporaine. Aussi l'émergence de la collaboration en soins infirmiers doit-elle beaucoup à la philosophie qui axe les soins infirmiers sur le patient et sur sa participation aux soins (Cahill, 1998). En tant que méthode d'organisation des soins infirmiers, les soins infirmiers primaires (qui confient la responsabilité des soins du patient à une infirmière) ont transformé le rôle de l'infirmière : de professionnelle distante, l'infirmière est devenue la personne responsable de soins individualisés et holistiques (Kirk et Glendinning, 1998 ; McQueen, 2000). On a donc assisté, au sein même de la discipline des soins infirmiers, à des changements qui ont favorisé l'adoption d'approches de collaboration.

Les associations professionnelles se dotent de codes de déontologie qui guident la conduite et la pratique de leurs membres. Ces codes traduisent des croyances et des valeurs sous-jacentes à l'égard des personnes, des professions et des relations qui les unissent. Ainsi, l'Association des infirmières et infirmiers du Canada (1997) a dégagé les huit valeurs fondamentales de la pratique infirmière. Deux de ces valeurs, le choix et le respect, dictent aux infirmières d'adopter une approche de collaboration auprès des personnes et des familles.

- *L'autonomie :* Les infirmières respectent et favorisent le droit des personnes à faire des choix. Elles s'efforcent par conséquent de les faire participer à la planification des soins et à la prise des décisions relatives à la santé. Les infirmières devraient fournir aux personnes les renseignements voulus et le soutien nécessaire pour que celles-ci puissent autant que possible combler par elles-mêmes leurs besoins en matière de santé et de soins. Les infirmières doivent être conscientes du pouvoir décisionnel qu'elles possèdent dans le cadre de leurs relations professionnelles avec les personnes. Les infirmières doivent continuer à donner la possibilité aux personnes de faire des choix et de maintenir leur capacité de prendre des décisions même lorsque leur capacité d'autodétermination est limitée par la maladie ou par d'autres facteurs.
- *La dignité :* Les infirmières reconnaissent et respectent la valeur intrinsèque de chaque personne. Les infirmières devraient se montrer sensibles aux besoins, aux valeurs et aux choix de chaque personne. Les infirmières doivent chercher à connaître et à respecter les vœux exprimés par les personnes sur la façon dont celles-ci veulent vivre le reste de leur vie.

Cinquième force : le virage ambulatoire

Avec l'essor des soins ambulatoires, la prévalence accrue des maladies chroniques, le vieillissement de la population et l'augmentation des coûts des soins de santé, la prestation des soins incombe de plus en plus aux familles (Cahill, 1996, 1998 ; Hollman et Lorig, 2000 ; Kirk, 2001). Pour pouvoir gérer efficacement leurs soins et ceux des membres de leur famille, les gens doivent être informés sur les maladies et les traitements et jouer un rôle de premier plan dans l'élaboration des plans de soins. Un plan de soins mis au point sans l'intervention des personnes intéressées est condamné à l'inutilité. Il faut par conséquent repenser du tout au tout la relation entre le professionnel des soins de santé et la famille.

Un partenariat de collaboration prépare mieux la personne et la famille à ces responsabilités que ne le ferait une relation hiérarchique traditionnelle.

Sixième force : les nouvelles connaissances sur la modification du comportement

Dans la plupart des cas, le maintien de la santé et le traitement des maladies nécessitent un changement de comportement ou de mode de vie. Les gens possèdent des connaissances importantes pour la prise des décisions relatives à leurs soins. Certaines personnes qui vivent avec une maladie chronique en savent plus long sur leur état et sa prise en charge que bien des professionnels. De même, les gens détiennent sur eux-mêmes et sur leurs préférences des renseignements d'une importance critique pour la planification des soins. Aucune modification durable du comportement n'est possible sans la participation des personnes au processus.

Nous savons qu'une modification efficace du comportement exige que les gens discernent eux-mêmes la nécessité du changement et élaborent eux-mêmes un plan d'action (Westberg et Jason, 1996). Les gens, en effet, sont plus susceptibles de travailler à l'atteinte d'objectifs qu'ils ont eux-mêmes fixés (Carey, 1989). En outre, ils sont plus enclins à assumer la responsabilité des décisions qu'ils ont prises eux-mêmes. Le professionnel qui désire aider une personne à modifier son comportement a par conséquent tout intérêt à faciliter et à encourager la démarche de la personne ainsi qu'à préférer le rôle d'entraîneur ou de consultant à celui d'expert directif.

Les six forces qui ont favorisé l'émergence du partenariat de collaboration sont énumérées dans l'encadré 1.1.

Encadré 1.1	Les six forces à l'origine du partenariat de collaboration

- Le consumérisme et le mouvement pour les droits des patients
- Les soins de santé primaires et la promotion de la santé
- L'accessibilité de l'information sur la santé
- Les changements de mentalité en matière de soins infirmiers et de déontologie
- Le virage ambulatoire
- Les nouvelles connaissances sur la modification du comportement

LE PARTENARIAT DE COLLABORATION EST-IL EFFICACE ?

Les soins infirmiers fondés sur les données probantes exigent que l'on tienne compte d'une multitude de faits issus de la recherche, de l'expertise clinique et des préférences du patient dans la prise des décisions relatives aux soins de santé (MulHall, 1998). Nous devons fonder nos décisions sur les preuves les plus solides dont nous puissions disposer afin de pratiquer notre profession le plus parfaitement possible (Estabrooks, 1998). La pratique infirmière se nourrit à de nombreuses sources de connaissances. L'infirmière, en effet, fait appel à des connaissances éthiques, personnelles, empiriques et esthétiques (Carper, 1978 ; James et Lorentzon, 2004). Elle doit donc appuyer ses décisions sur divers types de données, que celles-ci proviennent d'essais contrôlés randomisés, d'études qualitatives, d'études descriptives, d'études de cas ou de comptes rendus autobiographiques (Smith, 2004).

Qu'est-ce qui nous prouve que le partenariat de collaboration est efficace dans notre pratique ? On peut mesurer l'efficacité de différentes façons. On peut par exemple se demander si les gens sont plus satisfaits des soins qu'ils reçoivent quand leur relation avec les professionnels est marquée au sceau de la collaboration. Les gens disent-ils que leur état de santé « s'améliore » quand ils collaborent avec les professionnels ? Les gens ont-ils le sentiment de mieux maîtriser leurs soins de santé ? Les gens désirent-ils établir un partenariat de collaboration avec les professionnels ? Que pensent les gens du partenariat de collaboration après en avoir fait l'expérience ? Que disent les professionnels de cette approche ? Est-elle utile ? Si oui, en quoi ?

Ces questions ont fait l'objet de nombreuses études. Notons cependant que plusieurs de ces études portaient sur l'adoption de la collaboration chez des professionnels autres que des infirmières. Roberts et Krouse (1989) ont réalisé une étude expérimentale afin d'évaluer l'efficacité d'une approche de collaboration fondée sur leur modèle de processus décisionnel activement négocié entre l'infirmière et la personne. Plutôt que d'observer des rencontres réelles, Roberts et Krouse ont demandé à des étudiantes en sciences infirmières de tenir les rôles de l'infirmière et de la personne. Les sujets qui avaient pris part à un processus décisionnel activement négocié avec l'« infirmière » au sujet de leur traitement ont fait état d'un sentiment de maîtrise supérieur à celui qu'ont exprimé les sujets qui avaient connu une négociation partielle ou une absence de négociation à propos de leur traitement.

Une méta-analyse de 41 études sur les relations entre médecins et patients a révélé que ces derniers étaient plus satisfaits de leurs soins si les médecins établissaient un partenariat avec eux en demandant leur opinion et en adoptant une attitude moins dominante (Hall, Roter et Katz, 1988). De même, lors d'une étude portant sur des personnes recevant un traitement psychiatrique ambulatoire

(Eisenthal et Lazare, 1976), celles-ci se disaient plus satisfaites de leurs soins, se sentaient mieux et jugeaient que leurs soins correspondaient davantage à leurs attentes si les psychiatres, les psychologues et les travailleurs sociaux employaient une « approche client » (analogue au partenariat de collaboration). Les gens qui travaillent en collaboration avec les professionnels de la santé jouissent d'une meilleure santé et d'un bien-être accru. Greenfield et ses collègues (1988) ont mené une intéressante série d'études pour déterminer s'il leur était possible d'augmenter la participation des patients à leurs soins. Dans la salle d'attente d'une clinique externe, les chercheurs ont enseigné à des personnes diabétiques la manière de questionner leur médecin et de négocier avec lui les décisions relatives à leurs soins. Les chercheurs ont par la suite découvert que les patients qui avaient mis cet enseignement en pratique et participé activement à la prise de décision maîtrisaient mieux leur glycémie, faisaient état d'une meilleure qualité de vie, étaient mieux informés sur le diabète et se disaient plus satisfaits de leurs soins. La même étude, répétée cette fois auprès de patients souffrant d'ulcères, a donné des résultats semblables (Greenfield, Kaplan et Ware, 1985). Les chercheurs ont constaté que les patients n'étaient pas tous capables d'absorber les idées communiquées au cours de la brève séance d'enseignement et de participer à leurs soins. Toutefois, les gens qui avaient le plus participé à la prise de décision étaient ceux qui maîtrisaient le mieux leur glycémie. Ce résultat laisse croire que la passivité des personnes diabétiques peut compromettre leur capacité de maîtriser la maladie et, par voie de conséquence, les exposer à des complications. Nous pouvons tirer deux grandes leçons des études de Greenfield. Premièrement, les gens qui deviennent partenaires des professionnels de la santé sont vraisemblablement plus aptes à gérer leurs soins et, par voie de conséquence, à obtenir de bons résultats pour leur santé. Deuxièmement, il est possible d'enseigner aux gens à devenir partie prenante de leurs soins.

Même les enfants bénéficient directement ou indirectement de la collaboration entre leurs parents et l'infirmière. Un essai contrôlé randomisé portant sur une intervention infirmière d'une durée de un an fondée sur le modèle McGill et sur le partenariat de collaboration a donné d'intéressants résultats. En effet, les enfants atteints de maladies chroniques qui avaient bénéficié de l'intervention présentaient une adaptation psychosociale supérieure à celle des enfants qui avaient reçu des soins traditionnels (Pless et al., 1994).

LES GENS DÉSIRENT-ILS ÉTABLIR UN PARTENARIAT DE COLLABORATION AVEC LES PROFESSIONNELS ?

Les adeptes du partenariat de collaboration tiennent pour acquis que les gens désirent travailler en collaboration avec les professionnels. Un bon nombre de chercheurs ont remis ce présupposé en question et, résultats d'études à l'appui, ont conclu que beaucoup de gens préfèrent que les professionnels leur disent quoi faire. Précisons cependant que plusieurs de ces chercheurs se sont prononcés dans les années 1980, une époque où le comportement des professionnels de la santé et les attentes des gens quant à leur rôle étaient vraisemblablement fort différents de ceux d'aujourd'hui.

Ainsi, Strull et ses collègues (1984) ont demandé à des patients recevant un traitement ambulatoire pour leur hypertension artérielle qui devrait prendre les décisions relatives à leur médication. Les personnes interrogées ont répondu à 47 % le médecin ; à 31 % le professionnel mais qu'il devait tenir compte de leur opinion ; à 19 % le professionnel et le patient à parts égales ; à 2 % le patient mais qu'il devait tenir compte de l'opinion du professionnel ; à 1 % le patient à lui seul. Aux yeux de certains, ces résultats prouvaient que les gens ne veulent pas collaborer avec les professionnels de la santé. Or, on pourrait tout aussi bien en conclure que beaucoup de gens atteints d'hypertension artérielle ne tiennent pas à choisir leur médicament, mais qu'ils n'excluent pas pour autant l'idée de participer aux autres décisions relatives à leur médication. Par exemple, une personne peut souhaiter que son médecin décide du médicament à lui prescrire mais désirer avoir son mot à dire à propos de l'horaire de la prise. On peut aussi supposer, comme Brearly (1990), que les personnes se disent réfractaires à la participation pour la simple raison qu'elles n'ont jamais connu ce type de relation. Les gens ont tendance à « préférer » ce qui leur est familier.

On cite souvent aussi l'étude de Waterworth et Luker (1990) pour justifier l'adoption de l'approche hiérarchique traditionnelle au lieu de la collaboration. Les chercheurs ont demandé à 12 patients hospitalisés quelle part ils prenaient dans les décisions relatives aux soins infirmiers qu'ils recevaient. La plupart ont indiqué qu'ils ne tenaient pas à participer aux décisions. Ils voulaient simplement « éviter les problèmes » en adoptant la conduite que l'infirmière attendait d'eux, autrement dit, en « se faisant petits ». Or, les résultats de cette étude n'indiquent pas véritablement si les gens *désirent* ou non participer à leurs soins. Ils laissent plutôt supposer que la culture infirmière ou organisationnelle de l'unité peut influer grandement sur la volonté des professionnels de traiter les gens comme des partenaires (Trnobranski, 1994). Une étude plus récente, portant cette fois sur des patients hospitalisés en Finlande, a révélé que 65 % d'entre eux étaient défavorables à l'idée que le personnel infirmier prenne seul les décisions relatives à leur traitement, alors que 35 % se disaient d'accord (Suhonen, Valimaki et Katajisto, 2000). Nous ne devons pas oublier que la volonté et la capacité de participer à ses propres soins peuvent varier d'une personne à l'autre (Allen, 2000).

De nombreux facteurs déterminent le degré de participation auquel les gens aspirent. Comment se sentent-ils ? Quelles connaissances doivent-ils posséder pour prendre telle ou telle décision ? Sont-ils disposés à assumer la responsabilité de la décision ? Au chapitre 4, nous présenterons les divers facteurs qui peuvent influer sur le partenariat de collaboration, qu'ils aient trait à la personne, à l'infirmière ou à l'environnement. De fait, une étude portant sur les patients d'une unité de chirurgie (Biley, 1992) a démontré que de nombreux facteurs influaient sur leur participation aux soins qu'ils recevaient au centre hospitalier. Selon les patients, leur participation variait en fonction de leur état physique. En phase aiguë, ils étaient disposés à laisser les infirmières prendre les décisions. Mais dès qu'ils commençaient à se remettre, leur volonté de participer à la prise de décision augmentait. Les patients percevaient par ailleurs que leur désir de participer à la prise de décision dépendait de l'information nécessaire. Quand les patients ne possédaient pas cette information, ils préféraient laisser la décision à l'infirmière, surtout s'il s'agissait d'une décision d'ordre technique ou médical comme la fréquence des changements de pansements. En d'autres circonstances et notamment pour ce qui était des activités de la vie quotidienne, les patients se sentaient suffisamment informés et voulaient avoir leur mot à dire. En réalité, la question « Les gens veulent-ils collaborer ? » est simpliste. Il faut plutôt se poser celle-ci : « Comment les gens veulent-ils collaborer, à quel propos, dans quelles situations, dans quels environnements et à quel moment ? »

Selon les personnes interrogées par Thorne et Robinson (1988), les gens préfèrent laisser certaines décisions aux professionnels. Voilà qui corrobore l'observation selon laquelle les gens se disent désireux de participer à leur traitement mais n'en demandent pas moins à leur médecin de prendre les décisions s'ils sont atteints du cancer (Brink, 1992). Thompson et ses collègues (1993), dans le même ordre d'idées, ont étudié chez les patients le désir de participer à la prise des décisions relatives à leur traitement médical. Ils ont alors découvert que les patients exprimaient le désir de prendre part aux décisions qui ne nécessitaient pas d'expertise médicale. Certains des patients âgés hospitalisés qui estimaient n'avoir pas de rôle actif à jouer dans le processus décisionnel justifiaient leur position en disant que les professionnels de la santé « étaient les experts », qu'« ils savaient ce qu'ils faisaient » et qu'« il valait mieux suivre leurs conseils » (Roberts, 2002, p. 86). On peut en déduire que la nature de la décision et les connaissances nécessaires pour la prendre constituent probablement les facteurs déterminants de la volonté des patients.

Il semble que la clé de la collaboration dans les soins soit le fait que la personne ait son mot à dire quant à l'interlocuteur le plus apte à prendre une décision dans une situation donnée. Par exemple, le professionnel et la personne peuvent établir de concert que le professionnel prendra les décisions relatives au choix du traitement et la personne, elle, les décisions relatives à son mode de vie. Une personne que le professionnel a invitée à prendre une décision et qui demande au professionnel de prendre cette décision à sa place a fondamentalement pris la décision. Il existe cependant une importante différence entre cette situation et le fait de n'être jamais invité à décider (Brink, 1992). Une étude de De Ridder et ses collègues (1997) laisse croire que beaucoup de gens désirent se conduire comme des décideurs responsables à propos de leurs soins de santé si les professionnels de la santé créent un environnement au sein duquel les personnes bénéficient de conseils pour discerner les options possibles.

Kirschbaum et Knafl (1996) ont étudié 52 familles comptant un enfant atteint d'une maladie chronique ou aiguë et ont discerné trois modalités de prise des décisions relatives aux soins de l'enfant. Selon la première, appelée, « dépendance », les parents préféraient jouer un rôle passif et confier les décisions aux intervenants. Selon la deuxième, appelée « prise de décision indépendante », les parents se considéraient comme des décideurs compétents et voyaient dans le professionnel un conseiller dont ils pouvaient accepter ou rejeter les conseils. Ils estimaient l'opinion des professionnels mais avaient aussi confiance en leurs propres capacités. Ils s'attendaient à ce que les professionnels respectent leurs décisions et leur capacité de décider. Selon la troisième modalité, appelée « prise de décision en collaboration », les parents avaient acquis de l'expertise en matière de prise de décision ; ils affirmaient que leur relation avec le professionnel reposait sur le respect mutuel. Ils valorisaient l'opinion du professionnel mais connaissaient l'importance de leur propre point de vue. Ils travaillaient en collaboration avec les professionnels pour trouver avec eux le meilleur moyen de mettre leurs conseils en pratique. Ils employaient le pronom *nous* pour décrire la manière dont ils prenaient les décisions avec les professionnels.

En fait, les gens qui désirent collaborer mais qui n'ont pas la possibilité de participer à la prise de décision éprouvent des sentiments de frustration et de colère, ce qui peut compromettre sérieusement leur relation avec le professionnel. Robinson et Thorne (1984) ont étudié des familles d'enfants atteints de maladies chroniques ainsi que des familles dont un membre adulte souffrait du cancer. Au début de leurs relations avec les professionnels, les familles s'attendaient à participer aux décisions reliées aux soins. Dans les cas où les professionnels retenaient l'information, ne valorisaient pas le point de vue des familles et s'attendaient à une adhésion passive de leur part, les familles éprouvaient de la colère et de la frustration. Leur relation avec les professionnels se dégradait. Par ailleurs, Patterson (2001) a découvert que les Canadiens adultes atteints du diabète voulaient s'associer aux professionnels pour leurs soins, mais noté que ces derniers ne tenaient pas compte des connaissances expérientielles des patients et ne leur fournissaient pas l'information nécessaire. Dans la même veine, deux études menées au Royaume-Uni ont révélé que les familles se disaient désireuses de participer aux soins de leurs membres hospitalisés mais trouvaient difficile de le faire car les professionnels de la santé refusaient de négocier avec elles les modalités de leur participation (Allen, 2000 ; Kirk, 2001).

Globalement, les résultats des études que nous venons de citer indiquent que la volonté de participer à la prise de décision relative aux soins varie selon les personnes et les circonstances. La collaboration forme un continuum et chaque personne y occupe la position qui lui convient le mieux. De plus, le degré de collaboration peut varier chez une même personne suivant la situation, les circonstances et le moment. Selon les situations, les gens désirent maîtriser pleinement le processus décisionnel, le partager avec le professionnel ou encore le leur laisser. Nous adhérons totalement à la conclusion de Dennis (1990), selon laquelle « il semble important que les infirmières appuient les personnes qui désirent participer à la prise de décision mais aussi qu'elles soulagent de cette responsabilité les personnes pour lesquelles le processus serait trop pénible » (p. 166). Il n'existe pas de « taille universelle ». Ce qui compte, c'est que le professionnel détermine les préférences de chaque personne puis les respecte. En soins infirmiers, le partenariat de collaboration est une approche complexe qui dépend de nombreux facteurs. Nous reviendrons en détail sur ces facteurs au chapitre 4.

Il serait probablement prudent de supposer que, dans certaines des études que nous venons de recenser, un bon nombre des personnes interrogées n'avaient jamais vécu l'expérience de la collaboration avec un professionnel et ne pouvaient répondre aux questions sur leur participation aux soins qu'en s'appuyant sur le type de relation qu'elles avaient déjà connu. La prestation des soins de santé a évolué au cours des dernières années, et certaines infirmières ont commencé à travailler en collaboration avec les personnes. Les études portant sur les personnes qui ont connu une relation de collaboration avec un professionnel fournissent déjà des résultats différents quant au désir des gens de s'associer aux professionnels pour leurs soins.

QUE DISENT DU PARTENARIAT DE COLLABORATION LES GENS QUI EN ONT FAIT L'EXPÉRIENCE ?

Robinson (1996) a réalisé des entrevues auprès de cinq familles dont un membre vivait avec une maladie chronique et recevait des soins à l'unité des soins infirmiers à la famille, à l'université de Calgary. Quatre de ces familles s'attendaient à vivre une relation non hiérarchique de collaboration avec l'infirmière. La cinquième famille percevait l'infirmière comme une experte et s'attendait à ce qu'elle leur indique quoi faire. Lors du premier contact de cette famille avec l'infirmière, celle-ci a employé une approche de collaboration et a mis l'accent sur les forces de la famille ainsi que sur sa capacité à composer avec la situation. Les attentes des membres de la famille ont alors changé. Ils sont rapidement devenus favorables à la recherche de solutions personnelles et à la collaboration avec l'infirmière.

Dans cinq études, menées par cinq équipes de chercheurs réparties dans trois régions du Canada, les familles avaient des opinions très semblables à propos de leur expérience en matière de collaboration avec l'infirmière. Nous présentons ici quelques-uns de leurs commentaires.

Pless et ses collègues (1994) ont mené une étude expérimentale pour évaluer les effets d'une intervention infirmière en collaboration fondée sur le modèle McGill sur l'adaptation psychosociale d'enfants atteints d'une maladie chronique. L'intervention a effectivement amélioré l'adaptation des enfants ; les chercheurs ont interrogé leurs parents afin de déterminer la manière dont les changements s'étaient opérés. L'un des parents s'est exprimé comme suit : *Elle [l'infirmière] posait des questions au lieu de nous dire quoi faire.* Un autre parent a déclaré : *C'était agréable parce qu'elle [l'infirmière] ne nous disait pas : « Faites ceci ou faites cela. » Elle disait plutôt : « Pensez-y et, la prochaine fois, vous me direz ce que vous voulez faire. » Puis, quand elle nous rappelait, je lui disais ce que, selon moi, nous devrions faire* (Ezer, Bray et Gros, 1997, p. 375).

Robinson (1996) a étudié des familles de personnes atteintes d'une maladie chronique et traitées à l'unité des soins infirmiers à la famille, à l'université de Calgary. On a demandé aux membres de ces familles de décrire ce qui, dans les comportements des infirmières, les avait aidés. *Ce n'était pas elles [les infirmières] qui nous disaient quoi faire. Elles nous aidaient plutôt à nous rendre compte de ce qu'il fallait faire, et puis nous le faisions ensemble* (p. 165). D'autres chercheurs ont demandé à des personnes atteintes d'une maladie mentale chronique de décrire la manière dont l'infirmière qui adoptait l'approche de collaboration travaillait avec elles (Moudarres, Fabijan et Ezer, 2000). L'une de ces personnes a déclaré : *Elle [l'infirmière] me laissait être moi-même. Je parlais de ce dont je voulais parler et non pas des sujets qu'elle trouvait pertinents. J'avais déjà suivi une thérapie familiale et, à la première séance, le thérapeute m'a dit que j'avais dû être victime de violence sexuelle dans mon enfance. Et ce, sans même me connaître. Il n'y a pas eu de deuxième rencontre.*

Le projet de soins infirmiers mis sur pied au Comox Valley Nursing Centre, en Colombie-Britannique (Attridge et al., 1996 ; Clarke et Mass, 1998), intégrait le partenariat de collaboration dans le contexte des soins primaires. Les clients qui y ont participé ont indiqué que les infirmières les avaient aidés à découvrir « les réponses en eux-mêmes ». Ils ont eu le sentiment d'être écoutés et compris, et estimaient que, par conséquent, la gestion de leurs soins avait gagné en efficacité (Attridge et al., 1996). On leur a demandé quelles actions des infirmières leur avaient été utiles. Les deux comportements les plus fréquemment mentionnés furent : « Agir comme si le client était responsable de la prise en charge de ses soins de santé » et « S'assurer que les clients comprennent l'information et saisissent que les choix leur appartiennent » (p. 98). Un client a émis le commentaire suivant : « Elles me respectaient totalement et m'encourageaient à faire ce que je voulais faire » (p. 90).

Chausse (2003) a demandé à des patients recevant des soins psychiatriques en clinique externe comment ils percevaient leur relation avec une infirmière qui utilisait l'approche du partenariat de collaboration. L'un des participants a bien résumé les pensées de nombreux autres. « La collaboration », a-t-il indiqué, « fait toute la différence en thérapie » (p. 28). Les participants étaient manifestement capables de discerner le type de relation qu'ils avaient avec les différents professionnels ; de plus, ils étaient à même de comparer les résultats produits par chaque type de relation. Ils ont dit apprécier grandement le partenariat de collaboration.

Les personnes qui ont participé à ces études ont retenu de leur expérience de la collaboration que le calendrier et le rythme de travail faisaient l'objet d'une concertation entre eux et l'infirmière plutôt que de leur être imposés. Certaines personnes ont même souligné que l'infirmière les avait aidées à changer ou à atteindre leurs objectifs en s'abstenant de leur dicter leur conduite. Pour l'essentiel, l'infirmière les avait aidées à s'aider elles-mêmes. Il y a longtemps que les infirmières croient que la collaboration favorise le changement et la croissance auxquels les gens aspirent. Les études que nous venons de présenter prouvent justement que de nombreuses familles désirent établir ce type de relation avec leur professionnel de la santé et estiment que l'approche peut être particulièrement propice au changement.

QUE DISENT LES INFIRMIÈRES ET LES AUTRES PROFESSIONNELS DE LA COLLABORATION ?

Quand on réfléchit aux bénéfices de la collaboration, on a souvent tendance à se focaliser sur ceux qu'elle apporte aux clients et à négliger ceux qu'elle peut avoir pour les professionnels. Selon Lenrow et Burch (1981), le fait de traiter les clients comme des collaborateurs « dont la contribution active est essentielle à une utilisation efficace de leurs propres compétences » (p. 252) bénéficie tant aux professionnels qu'aux personnes avec lesquelles ils travaillent.

Les études portant sur les perceptions qu'ont les professionnels de la santé (infirmières, médecins, psychologues, travailleurs sociaux et ergothérapeutes) du partenariat personne-professionnel ont révélé que la plupart d'entre eux jugent que la collaboration est souhaitable (Jewell, 1994). De plus, les infirmières estiment que les efforts conjoints déployés en vue d'atteindre un objectif commun constituent l'essence de la collaboration et permettent d'aider les personnes à composer avec différentes situations (Paavilainen et Astedt-Kurki, 1997). Nos cliniciennes expertes associent un bon nombre de bénéfices au partenariat de collaboration.

Beaucoup de gens qui ont l'occasion de devenir partenaires des infirmières apprécient ce nouveau rôle et sont satisfaits de leurs soins. Diane Lowden est une infirmière qui travaille auprès de personnes atteintes de la sclérose en plaques. *Certaines personnes, dit-elle, sont très motivées à établir une relation de collaboration et sont extrêmement réceptives à la forme de questionnement qui suscite leur participation. Elles s'engagent volontiers et répondent bien à ce type d'interaction. D'autres voient là une idée nouvelle qui leur est quelque peu étrangère, et elles ne savent trop où elles se situent dans ce genre de situation. Elles sont habituées à plus de dirigisme dans leurs rencontres médicales et elles s'attendent à en retrouver autant. Elles sont habituées à se faire dire quoi faire.*

Les gens développent davantage leurs compétences lorsqu'ils prennent la responsabilité de composer avec les défis et avec la manière de les relever. Cindy Dalton, une infirmière qui travaille auprès de personnes atteintes de maladies chroniques affirme : *Les gens s'approprient les succès autant que les difficultés reliées au travail que nous essayons d'accomplir avec eux. Si on travaille en partenariat avec eux, ils prennent plus d'initiatives en vue de changer les choses si ça ne va pas bien. Ils voient qu'ils ont un rôle à jouer et qu'ils sont des partenaires dans l'exécution de leurs soins. Ils sont en partie responsables de leur succès et, par conséquent, ils acquièrent de la compétence.*

Les gens qui se font participants actifs sont plus enclins à transposer leurs apprentissages d'une situation à l'autre. Jane Chambers-Evans, une infirmière qui pratique dans une unité de soins intensifs avance : *Je dois m'efforcer d'éviter le rôle de sauveteur. Les infirmières ont tendance vouloir résoudre tous les problèmes, particulièrement en situation de crise. Il n'y a rien à y gagner. On ne fait qu'entretenir la dépendance ; les gens sont incapables de progresser et ils ne tirent rien de l'expérience. Si les gens ne prennent pas une part de responsabilité, ils n'acquièrent pas les compétences dont ils auront besoin. C'est un apprentissage sur lequel la famille pourra tabler la prochaine fois. Si on ne le fait pas, alors on n'a pas bien accompli son travail.*

Jane Chambers-Evans poursuit : *La collaboration nous réserve d'importantes gratifications. Les personnes et les familles sont mieux équipées pour travailler avec les autres professionnels de la santé, avec les médecins en particulier ; grâce à l'accompagnement et à l'enseignement que nous leur avons fournis, ils savent comment jouer le rôle de partenaires. Le travail en partenariat avec l'infirmière leur a permis de s'exercer et de découvrir un type différent de relation. Ils connaissent désormais un modèle différent pour entrer en relation avec les autres professionnels de la santé.*

RÉSUMÉ

Le partenariat de collaboration se substitue désormais à la relation hiérarchique traditionnelle en tant qu'approche des soins infirmiers. Il se caractérise par : 1) le partage du pouvoir et de l'expertise ; 2) la poursuite d'objectifs centrés sur la personne et établis conjointement ; 3) le déclenchement d'un processus dynamique nécessitant l'accord et la participation active de tous les partenaires de la relation. Le partenariat de collaboration exige que l'on module constamment la relation en vue d'atteindre l'équilibre approprié.

Le partenariat de collaboration a fait un grand nombre d'adeptes parmi les infirmières, car il concorde avec leurs croyances et leurs valeurs fondamentales. Il s'est imposé à la faveur de forces sociales, politiques et professionnelles, dont le consumérisme et le mouvement pour les droits des patients, les soins de santé primaires et la promotion de la santé, l'accessibilité de l'information sur la santé, les changements de mentalité en matière de soins infirmiers et de déontologie, le virage ambulatoire et les nouvelles connaissances sur la modification du comportement.

De nombreux chercheurs ont tenté de déterminer si les gens désiraient collaborer avec les professionnels de la santé. Nous estimons cependant que la question est simpliste. En effet, il vaut mieux se demander à propos de quoi les gens veulent collaborer, à quel moment ils veulent collaborer et selon quelle modalité ils veulent collaborer. Dans les chapitres qui suivent, nous présenterons les éléments essentiels du partenariat de collaboration, nous décrirons le processus et ses phases et nous énumérerons les facteurs qui déterminent le degré de collaboration qu'il est possible d'atteindre.

TERMES CLÉS

coopération	**personne**
partenariat de collaboration	**position philosophique**
participation	**relation hiérarchique traditionnelle**

Chapitre 2

LES ÉLÉMENTS ESSENTIELS DU
PARTENARIAT DE COLLABORATION

Les membres d'une famille qui reçoivent un diagnostic se disent parfois qu'ils n'ont plus aucun pouvoir. Nous voulons leur démontrer le contraire au fil de notre travail et de notre collaboration avec eux.

– Jackie Townshend, infirmière

Après avoir lu ce chapitre, vous pourrez :
- nommer les cinq éléments essentiels du partenariat de collaboration ;
- donner les principales caractéristiques de chaque élément ;
- expliquer la fonction de chaque élément dans le partenariat de collaboration ;
- décrire les conditions préalables au partage du pouvoir.

Les cinq éléments essentiels du partenariat de collaboration sont le *partage du pouvoir,* l'*ouverture d'esprit* et le *respect,* l'*attitude non critique* et l'*acceptation,* la *capacité de tolérer l'ambiguïté* ainsi que la *conscience de soi* et l'*introspection.* Nous décrirons chacun de ces éléments isolément dans le présent chapitre, mais ne perdez pas de vue qu'ils sont étroitement reliés. L'ouverture d'esprit dont une personne fait preuve envers l'infirmière est reliée à l'acceptation que l'infirmière manifeste à l'égard de cette personne et de son comportement. Inversement, il est difficile pour une personne de s'ouvrir et d'exprimer ses pensées et ses sentiments si elle sent que l'infirmière la juge ou la désapprouve.

LE PARTAGE DU POUVOIR

Le partage du pouvoir constitue le pivot du partenariat de collaboration (Allen, 2000 ; Courtney, Ballard, Fauver, Gariota et Holland, 1996 ; Henneman, Lee et Cohen, 1995). Selon les modalités du partage du pouvoir, la relation infirmière-personne prendra la forme hiérarchique traditionnelle (dans laquelle l'infirmière détient le pouvoir) ou la forme d'un partenariat. La répartition du pouvoir se répercute sur plusieurs aspects fonctionnels de la relation infirmière-personne, y compris la manière dont les décisions se prennent ou se négocient, le poids relatif de l'opinion de chacun et l'attribution des responsabilités (qui fait quoi) (Allen, 2000 ; Kirschbaum et Knafl, 1996).

La répartition du pouvoir transparaît durant chaque phase de la relation infirmière-personne. Ainsi, elle se manifeste dans la prise de décision, particulièrement dans la participation au processus. La prise de décision porte notamment sur le programme (le travail à faire), sur la responsabilité de son exécution et sur la responsabilité de l'évaluation. L'infirmière Deborah Moudarres affirme : *Établir un partenariat de collaboration signifie que l'infirmière renonce au rôle dominant et joue par exemple le rôle d'une conseillère qui possède de l'expertise dans certains domaines. Je pense que les clients sont aussi des experts, c'est évident. Ils savent par où ils sont déjà passés, ils savent ce qu'ils veulent apprendre, ils savent ce qu'ils ont déjà essayé et ils savent ce qui est important pour eux. Dans un partenariat de collaboration, nous reconnaissons que les deux partenaires possèdent de l'expertise.*

Dans une relation hiérarchique traditionnelle, l'infirmière occupe le haut du pavé. C'est elle qui établit le programme et le plan d'action ; la personne, elle, n'a qu'à obtempérer. Il s'ensuit que c'est également l'infirmière qui évalue l'efficacité du plan en fonction de ses propres critères (Allen, 1977). Or, des études ont démontré que les patients qui participent au processus sont plus enclins à observer leur traitement médical (Lahdenpera et Kyngas, 2001) et éprouvent moins de sentiments d'impuissance (Nordgren et Fridlund, 2001). En règle générale, le plan est mieux adapté aux besoins des personnes si celles-ci ont participé aux décisions.

Le pouvoir n'appartient pas à une seule personne dans un partenariat de collaboration. Il va et vient au cours de chaque rencontre. La répartition du pouvoir dépend de nombreux facteurs, dont la personne et sa situation, ses besoins, ses préférences, ses capacités, son état physique, son bien-être mental et la nature de la situation. La répartition du pouvoir varie sans cesse. (Nous décrirons au chapitre 4 les facteurs qui influent sur le partenariat de collaboration.) La majeure partie du pouvoir peut appartenir à l'infirmière dans certains cas et à la personne dans d'autres situations. Il arrive aussi que le pouvoir soit également réparti entre les deux. Partager le pouvoir ne consiste pas simplement à demander le point de vue de la personne. Un véritable **partage du pouvoir** exige des partenaires qu'ils aillent au-delà de l'échange d'opinions et prennent tous deux part au processus décisionnel. Autrement dit, les deux établissent le programme et élaborent le plan d'action qui coïncide le mieux avec la réalité de la personne. L'exécution du plan incombe aux deux partenaires, suivant leur expertise, leur disponibilité et leur énergie respectives. Les deux procèdent à l'évaluation des résultats obtenus mais, en fin de compte, c'est la personne qui détermine si le plan fonctionne. Il s'agit en effet de sa vie à elle et de décisions avec lesquelles elle devra composer.

Dans un partenariat de collaboration, la structure du pouvoir n'est pas hiérarchique mais égalitaire. Comme nous l'avons indiqué au chapitre 1, une personne domine l'autre dans une structure de pouvoir hiérarchique. Dans une structure de pouvoir égalitaire, à l'opposé, les deux partenaires se trouvent sur un pied d'égalité ; chacun apprend de l'autre et est influencé par lui. Le partage du pouvoir peut être bénéfique en soi, tant pour la personne que pour l'infirmière. Jackie Townshend, qui s'occupe de familles d'enfants atteints de fibrose kystique, explique : *Les membres d'une famille qui viennent nous voir et qui reçoivent un diagnostic [de mucoviscidose] voudraient certainement se voir ailleurs. Ils se disent aussi parfois qu'ils n'ont plus aucun pouvoir. On leur a enlevé quelque chose. Nous voulons leur démontrer le contraire au fil de notre travail et de notre collaboration avec eux. En fait, ils peuvent retrouver une partie de leur pouvoir en se renseignant sur la maladie de l'enfant, en apprenant de nouvelles façons de composer avec et en acquérant de nouvelles stratégies d'adaptation.*

Certaines études donnent à penser que les infirmières ont parfois de la difficulté à partager le pouvoir. Une étude portant sur des infirmières et des patients traités dans des unités de médecine-chirurgie et des unités de soins de longue durée en Australie a révélé que certaines infirmières ne voulaient pas collaborer avec les patients. Elles tenaient à prendre les décisions à leur place plutôt que de les aider à les prendre eux-mêmes (Henderson, 2003). Elles jugeaient que les patients ne possédaient pas suffisamment de connaissances médicales et qu'elles étaient donc les plus aptes à prendre les décisions. Les observations de leur comportement ont en outre confirmé qu'elles se servaient de leur pouvoir pour dominer les patients et garder la main haute sur leurs soins.

Les idées des infirmières à propos du pouvoir dans leur relation avec les personnes naissent souvent de la signification qu'elles donnent au statut de professionnel, et plus précisément de leurs conceptions de l'expertise et de la responsabilité professionnelles. Le mot *professionnel* vient du verbe *professer* (Allen, 2000), qui signifie « déclarer haut et fort ». Certaines infirmières pensent donc qu'elles doivent manifester haut et fort leur savoir. Les infirmières possèdent certes des connaissances spécialisées qu'elles ont acquises grâce à l'étude et à l'expérience, mais les gens en possèdent aussi. Et l'amalgame des connaissances et de l'expérience de l'infirmière et de la personne est essentiel à l'efficacité des soins. Être une professionnelle signifie que l'infirmière est responsable et redevable de ses actions. Cependant, elle n'est pas seule responsable de l'atteinte des résultats escomptés. Elle partage en effet cette responsabilité avec la personne.

Certaines infirmières pensent que l'établissement d'un partenariat de collaboration implique qu'elles soient toujours d'accord avec la personne et accèdent à tous ses désirs. Elles se trompent. Premièrement, les connaissances et l'expertise professionnelles de l'infirmière sont importantes dans un partenariat de collaboration. La personne a des objectifs, tout comme l'infirmière a des objectifs pour la personne. En règle générale, l'infirmière prend les objectifs de la personne comme point de départ, sauf dans les situations où la sécurité est en jeu. L'infirmière qui cherche à atteindre les objectifs d'une personne doit parfois faire passer les siens en second, quitte à les ramener au premier plan au moment propice.

Deuxièmement, l'idée selon laquelle la personne détient la totalité du pouvoir présuppose qu'il existe une hiérarchie inversée dans un partenariat de collaboration. Si tel était le cas, l'infirmière et la personne se retrouveraient en quelque sorte dans une relation hiérarchique traditionnelle, à la différence près que le pouvoir appartiendrait non pas au professionnel de la santé mais à la personne. La relation serait alors privée des connaissances, de l'expertise et de l'expérience que l'infirmière a accumulées en travaillant auprès d'un grand nombre de personnes. L'efficacité du partenariat de collaboration tient en partie au fait que les deux partenaires valorisent et mettent à profit leurs connaissances, leur expertise et leurs contributions respectives.

Prenons l'exemple de Gillian Taylor, une infirmière qui travaille auprès de familles d'enfants atteints de polyarthrite rhumatoïde : *Je pense parfois que les idées entourant les soins infirmiers en collaboration peuvent paraître naïves. Certaines personnes pensent que la collaboration implique que l'infirmière n'a jamais la possibilité d'être en désaccord avec le patient et d'émettre ses propres opinions. Je vois souvent dans ma pratique des parents qui minimisent les symptômes de leur enfant pendant un certain temps, qui manquent des rendez-vous et qui retardent le moment de consulter. Un jour ou l'autre, l'enfant a une poussée et il n'obtient pas le traitement dont il a besoin. J'ai appris des façons de parler aux parents en pareil cas. Ne pas s'occuper de ce qui arrive, c'est schizophrène selon moi. Je ne peux pas me cacher que l'enfant ne va pas bien et qu'il boite. Mais je ne vais certainement pas dire aux parents : « Pourquoi n'avez-vous pas téléphoné ? Je n'arrive pas à croire que vous ayez attendu si longtemps ! » En revanche, je peux dire : « Ça ne va pas aussi bien que la dernière fois et je suis un peu étonnée que vous ne nous en ayez pas informés. Il y a sûrement de bonnes raisons à cela. Pouvons-nous en parler ? » Puisque je connais ces parents, je me sens à l'aise d'exprimer mes préoccupations. Il est probablement préférable qu'ils en parlent avec moi qu'avec le médecin, qui va dire : « Ah ! regardez-moi ces genoux ! On dirait des cantaloups ! Qu'est-ce qui se passe ? »*

Dans certaines situations, le partenariat de collaboration suppose que l'infirmière émette un point de vue très différent de celui de la personne, qu'elle remette en question l'opinion de la personne ou qu'elle invite la personne à se pencher sur de nouvelles idées. Gillian Taylor poursuit : *Collaborer, ce n'est pas seulement être gentille. C'est un processus qui vous donne la latitude de poser des questions délicates ou embêtantes. Chaque fois qu'on pose une question qui peut susciter du stress ou de l'inquiétude, il est important de la faire précéder d'un court préambule qui permet d'éviter qu'elle soit mal interprétée ou mal reçue. Ces stratégies ont pour seul objectif de renforcer le partenariat de collaboration.*

Certains pensent que l'expression *partenariat de collaboration* signifie que le pouvoir décisionnel, la responsabilité et la charge de travail sont divisés également entre l'infirmière et la personne. Lorsque tel n'est pas le cas, il arrive que les infirmières aient l'impression de ne pas collaborer. Dans tout partenariat, la répartition du pouvoir, des responsabilités et du travail varie au fil du temps, voire au cours d'une seule rencontre. Il n'en va pas autrement dans la relation infirmière-personne. Pendant la phase post-opératoire, par exemple, c'est à l'infirmière qu'incombe la responsabilité des décisions relatives aux soins de la personne. Cette responsabilité revient cependant à la personne dès qu'elle se remet et se sent apte à l'assumer.

La connaissance, instrument de pouvoir

La connaissance et l'information sont d'importants déterminants du pouvoir. Dans une relation, le partenaire auquel on attribue le plus de connaissances et d'informations possède généralement plus de pouvoir. Dans un partenariat de collaboration, l'infirmière est consciente non seulement des connaissances et de l'expertise qu'elle possède, mais aussi des connaissances qu'elle ne possède pas. En fait, le pouvoir est réparti en fonction des connaissances et de l'expertise, et non du rôle ou du titre (Henneman et al., 1995). Les professionnels sont au fait des connaissances et de l'expertise des gens dont ils s'occupent. Une étude qualitative portant sur des groupes d'entraide (Banks, Crossman, Poel et Stewart, 1997) a révélé que les patients valorisaient les connaissances qu'ils avaient acquises à force de vivre avec une maladie, tandis que les professionnels de la santé valorisaient les connaissances théoriques acquises grâce à une formation structurée.

Les membres d'un partenariat de collaboration reconnaissent et valorisent ces deux types de connaissances. Chacun comprend que la mise en commun des connaissances, des habiletés et de l'expertise garantit de meilleurs soins. L'information et les connaissances circulent donc librement dans les deux directions. Le partenariat de collaboration ne se caractérise pas par les connaissances que chaque membre possède, mais bien par la manière dont ces connaissances sont utilisées et partagées. L'infirmière Lucia Fabijan déclare : *Les connaissances de l'infirmière sont importantes. Mais la clé, c'est la manière dont l'infirmière partage ses connaissances. Si cette manière signifie « C'est moi l'experte, je sais exactement ce qui vous arrive et ce que vous devez faire », alors l'infirmière se coupe d'une partie des bénéfices qu'il y a à établir un partenariat de collaboration avec les membres de la famille. Ils ne se sentiront pas assez à l'aise pour parler, exprimer leurs idées ou cheminer vers leur objectif.*

Les conditions préalables au partage du pouvoir

Le partage du pouvoir est fondamentalement une question de croyances et d'attitudes. D'abord, l'infirmière et la personne doivent toutes deux être convaincues de l'importance du partage du pouvoir. Elles doivent reconnaître que le partage du pouvoir et la collaboration leur permettront d'améliorer la qualité des soins. Les deux partenaires doivent aussi croire que la personne augmente ses chances de maîtriser ses soins de santé et d'en être satisfaite si elle y participe dans la mesure où elle le désire. Une étude portant sur l'utilisation d'un modèle de partenariat en soins infirmiers a révélé que 89 % des clients faisaient état de changements positifs à la suite de leur travail avec une infirmière (Attridge et al., 1996). De même, Krouse et Roberts (1989) ont découvert que le sentiment de maîtrise était plus prononcé chez les personnes qui négociaient activement avec l'infirmière au cours du processus décisionnel que chez les personnes qui négociaient partiellement ou qui s'abstenaient de participer. Nous reviendrons sur ce sujet au chapitre 4, lorsque nous présenterons les facteurs qui façonnent le partenariat de collaboration.

Pour réussir le partage du pouvoir, il faut deuxièmement que chaque partenaire croie qu'il a quelque chose à apporter et quelque chose à gagner. Chacun doit en outre être disposé à assumer une partie du pouvoir en participant au processus décisionnel et en prenant la responsabilité des soins et des résultats.

L'infirmière qui adhère authentiquement à cette approche travaillera toujours en vue de partager le pouvoir avec la personne et cherchera toujours des occasions de l'aider à prendre du pouvoir. Le partage du pouvoir prend de nombreux visages. Le degré de partage varie selon les personnes car, au départ, toutes ne sont pas prêtes (ni même disposées) à partager le pouvoir avec un professionnel de la santé.

Quand une personne hésite à partager le pouvoir, l'infirmière doit analyser rigoureusement les raisons d'une telle attitude :

- Serait-ce que la personne ne croit pas à la valeur du partage du pouvoir ?
- L'idée est-elle nouvelle pour la personne ?
- L'idée selon laquelle les professionnels de la santé ne possèdent pas toutes les réponses effraie-t-elle la personne ?

- La personne pense-t-elle qu'elle ne possède pas les connaissances ou les compétences nécessaires pour partager le pouvoir avec l'infirmière ?

Si la personne ne mesure pas la valeur et l'importance du partage du pouvoir, l'infirmière a probablement intérêt à en expliquer les bénéfices. Si la personne pense qu'elle n'a rien à apporter, l'infirmière doit mettre en lumière et utiliser l'expertise, les connaissances et les compétences de la personne chaque fois que possible. Elle peut aussi souligner les contributions de la personne et les relier aux résultats obtenus. Vous trouverez plus de détails au chapitre 7, en lisant les propos de nos cliniciennes expertes sur le sujet.

L'OUVERTURE D'ESPRIT ET LE RESPECT

Le partenariat de collaboration exige des deux membres qu'ils fassent preuve d'ouverture d'esprit l'un envers l'autre. L'**ouverture d'esprit** comporte plusieurs aspects, le principal étant la volonté d'établir une relation avec l'autre. Étant donné leurs rôles respectifs (soit professionnelle de la santé et bénéficiaire de soins de santé), il semblerait naturel que l'infirmière et la personne désirent entrer en relation. Cela n'est pas aussi automatique en réalité. Certaines infirmières hésitent à se rapprocher des gens et préfèrent limiter leurs interactions au problème médical. Par ailleurs, certaines personnes ne désirent pas non plus établir une relation avec l'infirmière. Elles la perçoivent comme une professionnelle qui exécute des tâches comme prendre la pression artérielle et administrer des médicaments et ne voient aucun avantage à entrer en relation avec elle. L'infirmière Jane Chambers-Evans explique : *L'ouverture d'esprit est nécessaire. Premièrement, ils doivent faire preuve d'ouverture d'esprit simplement pour interagir avec nous. Deuxièmement, ils doivent sentir qu'ils ont quelque chose à gagner dans une relation avec l'infirmière.*

Le second aspect de l'ouverture d'esprit tient à la volonté de l'infirmière et de la personne d'échanger de l'information, des idées et des points de vue et d'écouter ce que l'autre a à dire (MacGillivary et Nelson, 1998). Il est important que chaque partenaire connaisse et comprenne le point de vue de l'autre. Lors des premières rencontres, les deux partenaires doivent manifester de la curiosité et de l'intérêt envers la vision qu'a l'autre de la situation, de sa signification et de son importance ; chacun doit être disposé à voir les choses à travers les yeux de l'autre. Une étude qualitative menée en Suède sur les premières rencontres entre des infirmières et les parents de nouveau-nés a révélé que l'ouverture d'esprit et la réceptivité des infirmières jetaient les bases d'une bonne relation de réciprocité (Jansson, Petersson et Uden, 2001). Les infirmières affirmaient que l'ouverture d'esprit les obligeait à « voir » chaque famille, à en écouter attentivement les membres, à les laisser diriger la conversation et à éviter d'insister sur l'information à caractère trop médical ou sans intérêt pour la famille.

Les infirmières manifestent de l'ouverture d'esprit au moyen des questions qu'elles posent ainsi que de la manière dont elles les posent, dont elles écoutent les réponses et dont elles réagissent à ces réponses. Lors d'une étude portant sur des familles aux prises avec une maladie chronique (Robinson, 1996), les familles ont apprécié que les infirmières écoutent attentivement et posent des questions pertinentes en retour. L'infirmière Margaret Eades affirme : *Il faut qu'il y ait de l'ouverture d'esprit dans un partenariat de collaboration. Cela suppose notamment que l'on parte de là où la personne se situe. Pour ma part, je cherche à me renseigner sur ses problèmes et ses soucis de même que sur sa volonté de les surmonter. J'essaie de montrer de l'ouverture d'esprit afin qu'elle m'explique ce qui est important pour elle.*

S'appuyant sur son expérience auprès de patients traités en oncologie et de leurs familles, Margaret Eades explique comment tenir compte du point de vue de l'autre : *Je ne sais pas combien j'ai rencontré de gens qui m'ont dit : « Ne dites pas à ma mère qu'elle a le cancer. On ne pourrait pas lui faire de la chimiothérapie à son insu ? » Je dois m'efforcer de comprendre les raisons d'une telle demande, la nature de leurs peurs et la manière dont ils comprennent leur mère et sa réaction à la situation. Je suis sans cesse à la recherche de moyens de faire de cette situation difficile une situation gagnant-gagnant.*

Jane Chambers-Evans, pour sa part, avance : *Si les gens sentent que vous avez déjà un plan et qu'ils n'auront rien d'autre à faire que d'écouter et d'obéir, alors les portes vont se fermer.*

L'ouverture d'esprit se manifeste troisièmement par une volonté de tenter des expériences, de changer et d'apprendre. Il n'existe pas de meilleurs professeurs pour les infirmières que les personnes dont elles s'occupent. C'est l'amalgame des expériences qu'elles vivent avec les personnes et des connaissances théoriques qui fait des infirmières des expertes (Schon, 1987). L'infirmière Irène Leboeuf donne un exemple tiré de sa pratique : *Le patient était un homme de 36 ans qui avait reçu un diagnostic de tumeur maligne au cerveau. Je le connaissais depuis plus d'un an. Nous avions discuté de la signification de cet événement ; nous avions cherché un moyen de tirer quelque chose de positif de cette expérience dévastatrice. Je lui ai suggéré d'écrire un article pour notre bulletin d'information. Le fait de réfléchir sur cette expérience et de raconter son histoire lui a permis de découvrir ses forces et de trouver un sentiment de paix. L'exercice a été utile pour lui. Moi, j'ai appris énormément sur lui et sur le sens de sa vie en lisant son texte. Il a eu une autre opération hier et j'ai donné son article aux infirmières qui s'occupent de lui. Le fait de se renseigner sur lui et sur ce qu'il a traversé a permis aux infirmières de voir d'un autre œil la personne qu'elles soignent.*

La réceptivité au changement ou à l'apprentissage est essentielle chez la personne. Elle doit désirer changer ou apprendre et être disposée à le faire.

L'infirmière Joann Creager explique : *Le client et sa famille doivent être ouverts à l'apprentissage, ne serait-ce qu'un tout petit peu. Il faut être prêt à essayer un petit quelque chose de nouveau pour atteindre ses objectifs de santé.*

L'ouverture d'esprit et le respect sont indissociables. Le respect exige de l'ouverture d'esprit et l'ouverture d'esprit témoigne du respect. Comme le dit Jane Chambers-Evans : *On ne peut même pas penser à établir un partenariat de collaboration si l'on ne respecte pas la personne en face de soi.*

Les deux membres d'un partenariat de collaboration doivent valoriser et respecter les connaissances, les compétences, l'expérience et l'expertise que chacun apporte au travail commun. Le respect est nécessaire à une participation active de la personne à ses soins de santé (MacIntosh et McCormack, 2001). Le **respect** envers les rôles et les responsabilités de chacun constitue un élément essentiel d'une relation de collaboration entre l'infirmière et la personne (McCann et Baker, 2001). L'infirmière doit considérer la personne comme un partenaire compétent qui peut, à divers degrés, prendre part de différentes manières au travail à accomplir. Le respect des compétences respectives des partenaires est considéré comme une importante caractéristique du partenariat ou de l'approche de collaboration (Attridge et al., 1996 ; Bidmead, Davis et Day, 2002 ; Clarke et Mass, 1998 ; Coulter, 1999 ; Paavilainen et Astedt-Kurki, 1997). Une étude portant sur des personnes atteintes de maladies chroniques (Thorne et Robinson, 1988) a révélé que celles-ci étaient insatisfaites de leurs relations avec les professionnels si elles percevaient que leur aptitude à prendre leur maladie en charge n'était ni reconnue ni acceptée.

Le respect suppose également que nous acceptions que les gens aient un point de vue, une opinion et des stratégies d'adaptation et de résolution de problème différents des nôtres. Le respect exige que nous tenions compte de ces différences et que nous cherchions un terrain d'entente qui soit le plus avantageux possible pour la personne.

L'ouverture d'esprit constitue la clé de l'établissement d'un plan de travail approprié. Sans ouverture d'esprit et sans liberté d'expression des sentiments, il est impossible de se comprendre mutuellement, d'écouter les opinions et les points de vue de l'autre et d'établir conjointement un plan de travail. L'ouverture d'esprit et le respect engendrent la confiance, et la confiance est primordiale dans toute relation. Dans une relation hiérarchique traditionnelle, la personne doit faire confiance à l'infirmière. Il en va de même dans un partenariat de collaboration, mais l'infirmière doit aussi faire confiance à la personne. La confiance constitue une condition *sine qua non* du partenariat de collaboration. L'infirmière doit être capable de croire en les connaissances, les capacités et la volonté de travailler en commun de la personne.

L'ATTITUDE NON CRITIQUE ET L'ACCEPTATION

L'attitude non critique et l'acceptation forment le troisième élément essentiel du partenariat de collaboration. Une **attitude non critique** consiste à témoigner de la tolérance envers les croyances, les valeurs, les comportements et les points de vue de l'autre personne. Pour l'infirmière, adopter une attitude non critique signifie qu'elle s'abstient de juger ou de condamner la personne et son comportement. Il ne lui est pas pour autant interdit d'avoir elle-même des croyances, des valeurs ou des opinions qui peuvent différer de celles de la personne. Elle doit simplement tenter de comprendre son point de vue. L'infirmière Deborah Moudarres explique : *En psychiatrie, les patients ont souvent de forts sentiments de honte et de culpabilité parce qu'ils ont l'impression d'avoir fait quelque chose de mal ou d'avoir utilisé des stratégies d'adaptation discutables. Il est très important d'avoir une attitude d'acceptation dès le départ, tant pour gagner la confiance de la personne que pour établir un partenariat de collaboration.*

Jackie Townshend poursuit : *Avoir une attitude non critique ne signifie pas que nous n'avons pas nous-mêmes de croyances. Nous ne sommes pas désincarnées. Si un patient nous parle d'inceste ou d'une autre chose terrible, notre attitude non critique ne nous empêche pas de subir les contrecoups de ces révélations et de nous dire : « Mon Dieu, quelle horreur ! » Nous avons nos croyances, mais ça n'a rien à voir. Une attitude non critique signifie que nous essayons de comprendre d'où vient le client.*

La personne, elle aussi, doit faire preuve d'ouverture d'esprit, d'une attitude non critique et d'acceptation envers l'infirmière. Beaucoup de gens ont des idées préconçues sur le rôle de l'infirmière. Certains ne font pas confiance aux infirmiers ou pensent que l'infirmière est trop jeune ou trop âgée ou qu'elle manque de connaissances et d'expérience pour les aider. (Vous trouverez plus de détails sur ce sujet dans la foire aux questions présentée au chapitre 7.)

LA CAPACITÉ DE TOLÉRER L'AMBIGUÏTÉ

Dans une relation hiérarchique traditionnelle, l'infirmière peut souvent prédire le déroulement des événements, car c'est elle qui est aux commandes. Elle établit le programme et prend les décisions. Dans un partenariat de collaboration, cependant, il y a deux capitaines à bord. Par conséquent, il arrive que ni l'infirmière ni la personne ne puissent prévoir précisément le tour que prendra la situation. L'**ambiguïté** inhérente au travail en collaboration exige que l'infirmière et la personne soient capables de tolérer l'incertitude et l'imprévisibilité pendant un certain temps.

L'infirmière et la personne qui établissent un partenariat de collaboration doivent comprendre la finalité et l'orientation du travail. L'infirmière peut par exemple estimer qu'elle a besoin de consacrer un surcroît de temps à la personne afin de cerner les problèmes, d'orienter le travail, de déterminer les tâches à accomplir, etc. L'infirmière doit y mettre le temps nécessaire, car elle aide la personne à prendre les décisions pertinentes (Attridge et al., 1996). L'incertain et l'imprévisible font partie du quotidien de l'infirmière, d'autant qu'elle collabore souvent avec des personnes malades. La maladie s'accompagne d'un grand nombre d'événements, prévisibles et imprévisibles, ce qui ajoute encore à l'incertitude et à l'imprévisibilité des soins infirmiers en collaboration.

La personne aussi doit comprendre que la résolution de problème en collaboration demande du temps et de la patience. Elle doit accepter qu'il n'existe pas beaucoup de solutions miracles et être capable de tolérer l'ambiguïté. Pour établir un plan d'action efficace, les deux partenaires doivent en arriver à comprendre de manière claire et précise la situation de la personne. Ils doivent ensuite déterminer la contribution de chacun à la situation et trouver les meilleurs moyens de travailler ensemble à l'atteinte des objectifs.

Il ne faut pas en déduire que l'infirmière et la personne sont passives ou qu'elles ne planifient pas l'avenir. Heather Hart, une infirmière en soins palliatifs, explique l'importance que revêt la capacité de tolérer l'ambiguïté : *L'infirmière doit être capable d'évoluer en eaux troubles. Elle doit être prête à saisir les signaux du client et à comprendre que les choses ne vont pas se dérouler de manière linéaire. L'infirmière doit apprendre à être à l'aise dans des situations qui ne sont pas claires. Si elle veut s'engager vraiment avec les familles, alors elle fera du donnant, donnant, et elle devra se mettre à leur écoute. Les familles déterminent le cours des événements autant que le fait l'infirmière, peut-être plus, probablement plus. Alors l'infirmière ne peut pas se lancer avec en tête une idée arrêtée sur la suite des choses. Il faut une certaine dose de souplesse et d'audace pour pratiquer les soins infirmiers de cette façon, car on ne sait pas toujours au départ où l'on s'en va.*

Puisque le partenariat de collaboration exige que l'on soit capable de tolérer l'ambiguïté ou de composer avec l'imprévisible et l'incertain dans des situations elles-mêmes changeantes, il est primordial que l'infirmière et la personne fassent toutes deux preuve de souplesse et d'adaptabilité. Il est difficile de maintenir un partenariat sans un certain degré de souplesse. La relation risque alors de prendre un tour hiérarchique, de se détériorer, voire de se terminer.

LA CONSCIENCE DE SOI ET L'INTROSPECTION

Le partenariat de collaboration englobe de nombreux processus, dont l'échange de pensées et de sentiments, la résolution de problème, la négociation et la prise de décision. Tous reposent sur un équilibre complexe entre les besoins, les

intentions, les objectifs, les points de vue et les préférences de chaque partenaire. Le juste équilibre est plus facile à trouver si les partenaires sont capables
de se comprendre eux-mêmes, de se comprendre l'un l'autre et de voir la situation à travers les yeux de l'autre. Un partenariat réussi repose non seulement sur
la conscience de soi mais aussi sur la sensibilité à l'autre personne. Cette sensibilité doit porter également sur la dynamique de la situation et sur les répercussions du comportement d'un partenaire sur l'autre. Les deux doivent sans cesse
observer les modalités de leur travail commun.

L'introspection est une forme de réflexion qui aide les professionnels à voir
clair dans leur pratique (Clarke, James et Kelly, 1996). C'est aussi une importante technique pour parvenir à la conscience de soi. Voici ce qu'en pense Cindy
Dalton : *Il est vraiment nécessaire que l'infirmière atteigne un certain niveau de
conscience de soi, qu'elle réfléchisse à ses paroles, à ses actes et à leurs répercussions sur la personne. Elle doit réfléchir à ses propos et à la manière dont le
processus se déroule. Elle doit être capable de prendre du recul au besoin et de
constater que la personne a besoin de communiquer une information importante.*

L'introspection est utile dans toute relation, mais elle est essentielle dans un
partenariat de collaboration fructueux et ce, pour les raisons suivantes :

- L'introspection favorise l'individualisation et la souplesse de l'approche
  de soins. L'état de santé d'une personne est un phénomène complexe
  comptant de nombreux aspects, et il nécessite l'élaboration d'un plan
  adapté aux besoins particuliers de l'individu (Schon, 1987).
- L'introspection met le travail thérapeutique en lumière et permet d'en
  mesurer l'efficacité au fil du temps (Greenwood, 1998).
- L'introspection favorise la circulation et la redistribution du pouvoir d'une
  personne à l'autre grâce au mécanisme d'observation continue.
- L'introspection favorise la reconnaissance et la gestion d'éventuels sentiments négatifs susceptibles de nuire à la relation (McQueen, 2000).

L'introspection est nécessaire tant de la part de l'infirmière que de la personne
dans un partenariat de collaboration. L'**introspection** peut avoir lieu non seulement au cours de leurs interactions, mais aussi avant et après leurs rencontres
(Greenwood, 1998). Nous reviendrons sur le sujet au chapitre 5. Les éléments
essentiels du partenariat de collaboration sont énumérés dans l'encadré 2.1.

Encadré 2.1	Les éléments essentiels du partenariat de collaboration

- Le partage du pouvoir
- L'ouverture d'esprit et le respect
- L'attitude non critique et l'acceptation
- La capacité de tolérer l'ambiguïté
- La conscience de soi et l'introspection

RÉSUMÉ

Les éléments essentiels du partenariat de collaboration sont le partage du pouvoir, l'ouverture d'esprit et le respect, l'attitude non critique et l'acceptation, la capacité de tolérer l'ambiguïté ainsi que la conscience de soi et l'introspection. Le plus important d'entre eux est le partage du pouvoir. Le partenariat de collaboration repose tout entier sur la répartition du pouvoir entre l'infirmière et la personne. Le pouvoir n'est pas toujours également divisé entre les partenaires. Chacun, cependant, détient une partie de l'autorité, participe au processus décisionnel et assume la responsabilité des résultats obtenus. Le partage du pouvoir ne peut s'accomplir que si les partenaires font preuve d'ouverture d'esprit et de respect ainsi que d'une attitude non critique et d'acceptation. Son existence et son efficacité sont favorisées par la capacité de tolérer l'ambiguïté, par la conscience de soi et par l'introspection, c'est-à-dire une réflexion portant sur la situation et sur le déroulement du partenariat.

TERMES CLÉS

ambiguïté	**ouverture d'esprit**
attitude non critique	**partage du pouvoir**
introspection	**respect**

Chapitre 3

LE MODÈLE EN SPIRALE DU PARTENARIAT DE COLLABORATION

J'incite les gens à explorer […] leurs besoins et leurs désirs et la manière dont ils veulent les combler. Je leur explique que je suis l'experte qui les aidera à cerner et à résoudre leurs problèmes mais […] que ce sont eux qui connaissent le mieux la situation et les meilleures solutions possibles.

– Deborah Moudarres, infirmière

Après avoir lu ce chapitre, vous pourrez :
- indiquer les quatre phases du partenariat de collaboration ;
- donner les caractéristiques distinctives de chaque phase du partenariat de collaboration ;
- décrire le rôle de l'infirmière et celui de la personne dans chacune des phases ;
- présenter quatre scénarios susceptibles de se présenter après la phase de révision du partenariat de collaboration.

De nombreux auteurs ont décrit les phases et les processus de la relation infirmière-personne au sens large, mais rares sont ceux qui ont défini les phases de la relation infirmière-personne fondée sur la collaboration (Bidmead, Davis et Day, 2002 ; Courtney, Ballard, Fauver, Gariota et Holland, 1996 ; Roberts et Krouse, 1988, 1990 ; Williamson, 1981). Pour combler cette lacune, Moudarres et Ezer (1995) ont examiné systématiquement la pratique d'infirmières en santé communautaire qui utilisaient le modèle McGill (Gottlieb et Rowat, 1997). Elles ont alors mis au point le **modèle en spirale du partenariat de collaboration** que nous allons étudier dans ce chapitre. Bien que dérivé de la pratique d'infirmières en santé communautaire, ce modèle a été validé auprès d'autres populations, et

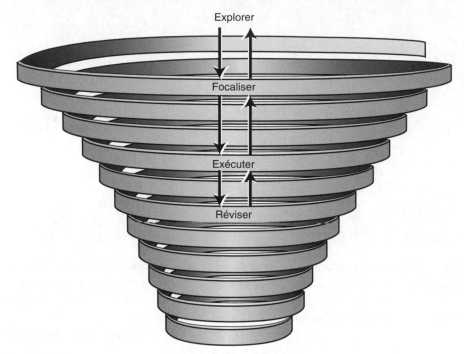

Figure 3.1   Les quatre phases de la collaboration (d'après un manuscrit inédit de Deborah Moudarres)

notamment de patients recevant des soins psychiatriques (Moudarres, Fabijan et Ezer, 2000), et il peut s'appliquer à n'importe quelle population clinique.

Le modèle en spirale du partenariat de collaboration comprend quatre phases reliées : 1) explorer et faire connaissance ; 2) focaliser ; 3) exécuter ; 4) réviser (figure 3.1). Dans chacune de ces phases, l'infirmière et la personne jouent des rôles distincts mais interdépendants. L'appellation du modèle fait référence à la nature du processus. Quelle que soit la phase, en effet, l'infirmière et la personne peuvent passer à la suivante ou revenir à la précédente. En outre, le but de chaque phase est de focaliser toujours plus étroitement le travail (sans perdre de vue la globalité de la situation que vit la personne) de façon à procéder du général au particulier.

PHASE 1 : EXPLORER ET FAIRE CONNAISSANCE

Durant la première phase du partenariat de collaboration, la **phase d'exploration,** les partenaires font connaissance (figure 3.2). Comme dans n'importe quelle autre relation, cette phase se caractérise par des activités qui permettent aux partenaires de se familiariser l'un avec l'autre. Il s'agit alors d'échanger de l'information, d'établir la confiance et de se confier.

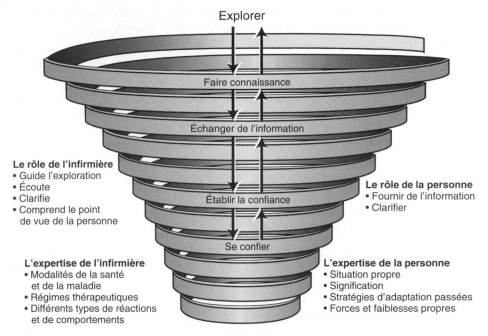

Figure 3.2   Explorer (d'après un manuscrit inédit de Deborah Moudarres)

Échanger de l'information

Au début de la première étape, le rôle de la personne consiste à fournir de l'information au sujet de ses préoccupations. Il peut s'agir à ce stade de renseignements concrets et factuels. Le rôle de l'infirmière, par ailleurs, est double. Première-ment, elle aide la personne à s'ouvrir et à décrire son expérience. Deuxième-ment, elle fournit elle-même de l'information sur son rôle et sur l'aide qu'elle peut apporter. Il est crucial que l'infirmière comprenne la signification que revêt la situation pour cette personne en particulier. Au fil de l'étude générale de la situation, l'infirmière prête une oreille attentive aux « faits » tout en cherchant à comprendre l'importance et la signification que leur prêtent la personne et sa famille. Pour écouter la personne et commencer à percevoir la situation de son point de vue, l'infirmière doit faire preuve d'ouverture d'esprit et de sensibilité. Il faut pour cela qu'elle soit parvenue à un certain degré de connaissance de soi et qu'elle soit consciente de ses propres croyances à propos du problème. (Reportez-vous au chapitre 2 pour revoir les éléments essentiels du partenariat de collaboration et au chapitre 4 pour prendre connaissance des facteurs qui l'influencent.) La responsabilité de l'infirmière est alors de recueillir autant d'information que la personne est disposée à en divulguer et ce, en posant avec

sensibilité des questions ouvertes, en procédant à une écoute active et en observant le comportement non verbal. Par *sensibilité,* nous entendons la capacité de
détecter les signaux qu'émet la personne quant aux sujets qu'elle accepte
d'aborder, au moment où elle est prête à traiter d'un sujet et à la quantité
d'information qu'elle est prête et disposée à divulguer.

L'infirmière peut poser les types de questions suivants pour explorer la nature
et la signification des préoccupations de la personne :

- Parlez-moi de cette situation qui vous préoccupe.
- Depuis quand cela vous préoccupe-t-il ?
- Quelles en sont les répercussions sur votre vie ?
- Quels sont les soucis qui y sont reliés ?
- Qu'avez-vous fait pour y remédier ? Qu'est-ce qui est arrivé ? Cela a-t-il
  été efficace ? Si oui, qu'est-ce qui vous l'a indiqué ?
- Qui vous aide à composer avec cette situation préoccupante ?
- Selon vous, quels sont vos atouts ? Pour quoi êtes-vous doué ? En quoi
  cela pourrait-il vous aider dans la situation présente ?
- Que souhaitez-vous qu'il arrive ?
- Imaginez que les choses s'améliorent et dites-moi ce qu'il en serait.

Le succès de la prise de contact avec la personne repose non seulement sur les
questions posées mais surtout sur la manière dont elles sont posées, sur le
moment où survient le questionnement dans le déroulement global de la relation
et de la rencontre et sur la réaction de l'infirmière aux révélations de la personne.
L'attitude non critique, l'acceptation et l'intérêt que l'infirmière manifeste à la
personne et non pas seulement à la maladie revêtent une importance primordiale
à ce stade précoce de la relation.

L'échange d'information permet de mettre en lumière l'expertise que possèdent tant l'infirmière que la personne. L'infirmière possède des connaissances
spécialisées sur la santé, la maladie, les traitements médicaux et infirmiers ainsi
que les réactions et les stratégies d'adaptation des gens face à la santé et à la
maladie. Elle doit cependant reconnaître qu'en dépit de ce savoir, c'est la
personne qui connaît le mieux sa propre situation.

Nombreux sont ceux qui pensent que le partenariat établi entre l'infirmière et
la personne rend leurs rôles interchangeables. En réalité, pourtant, le partenariat
ne trouve sa pleine efficacité que si chaque membre comprend clairement son
rôle et celui de l'autre, quelle que soit la phase du processus.

Établir la confiance

Les premières rencontres sont importantes dans la mesure où elles donnent le
ton au travail en collaboration au sein du partenariat (Jansson, Petersson et
Uden, 2001). Pour amener la personne à participer activement à la relation et à

accorder sa confiance à l'infirmière, il est important que cette dernière s'appuie sur ce qui compte le plus pour la personne. L'infirmière doit reconnaître que les perceptions de la personne et le sens qu'elle attribue aux événements influent sur ses sentiments et ses comportements. En sollicitant et en valorisant l'opinion ou le point de vue de la personne, l'infirmière lui manifeste son respect et lui communique que les soins seront axés sur ses préoccupations et sur sa manière de voir les choses. Une telle approche laisse également entendre à la personne qu'elle peut s'exprimer sans crainte d'être jugée.

Les gens font souvent des demandes d'aide très concrètes au cours des premières rencontres (par exemple, «Comment dois-je nourrir mon bébé?»). Dans la pratique infirmière, ce type de demande prend souvent la forme d'une question ou d'une inquiétude à propos de la condition médicale de la personne. Les gens savent en effet que l'infirmière connaît les affections et leurs traitements. Cependant, bien des gens ignorent que l'infirmière possède les connaissances et l'expertise nécessaires pour aborder toutes sortes d'autres problèmes individuels et familiaux. Les demandes concrètes faites au début de la relation peuvent aussi servir à «mettre à l'épreuve» la compétence et la réactivité de l'infirmière, et elles peuvent favoriser le développement de la confiance. Selon la manière dont l'infirmière répond à ces premières questions, la personne choisira ou non de lui accorder sa confiance, de se présenter aux rencontres subséquentes et de la considérer comme une ressource importante capable de l'aider à résoudre d'autres problèmes de santé.

Au cours de la première phase du partenariat de collaboration, le rôle premier de l'infirmière consiste à comprendre la situation de la personne tandis que celui de la personne est d'aider l'infirmière à comprendre ses préoccupations. La personne peut alors profiter des premiers échanges pour mettre l'infirmière à l'épreuve avant de décider si elle est digne de confiance. Cette mise à l'épreuve peut prendre diverses formes. Par exemple, un patient peut interroger l'infirmière sur un sujet qu'il maîtrise déjà, comme les effets secondaires d'un médicament. Il cherche ainsi à se faire une idée des connaissances et des compétences de l'infirmière. La personne n'investira dans la relation que si l'infirmière réussit l'épreuve.

Les personnes peuvent aussi chercher à vérifier la volonté de l'infirmière de travailler en collaboration avec elles. Un jour, de jeunes parents demandèrent à l'une de nos anciennes étudiantes des cycles supérieurs quelle était la position de sommeil recommandée pour les nouveau-nés. Ils indiquèrent à l'étudiante qu'ils avaient l'habitude de coucher le bébé à plat ventre. L'étudiante expliqua que, selon les résultats des recherches sur le syndrome de mort subite du nourrisson, il était préférable de coucher le bébé sur le dos. Elle proposa un supplément d'information aux parents mais ajouta qu'il leur appartenait de déterminer ce qui convenait le mieux à leur enfant. Lors de la visite suivante, les parents dirent à l'étudiante que plusieurs professionnels de la santé leur avaient reproché de coucher le bébé sur le ventre. Les parents avaient alors cessé de les consulter.

Or, l'approche employée par l'étudiante avait fait en sorte que les parents acceptent de poursuivre le travail entamé avec elle. Au cours des semaines qui suivirent, les parents lurent la documentation que l'infirmière leur avait fourni et décidèrent de coucher leur bébé en décubitus dorsal.

Tout comme l'infirmière se familiarise avec la personne, la personne se familiarise avec l'infirmière et découvre peu à peu ce qu'elle peut lui offrir. Si l'infirmière démontre un intérêt véritable envers la personne, se montre présente et disponible tant physiquement que psychologiquement et fait état de connaissances et de compétences solides, alors elle gagnera la confiance de la personne. La confiance se développe entre les deux partenaires à mesure que la relation évolue. Dès lors, la personne est disposée à aborder non plus seulement des sujets superficiels mais encore des questions à caractère délicat et personnel.

Se confier

Une fois amorcé l'établissement de la confiance entre l'infirmière et la personne, celle-ci est prête à se confier, c'est-à-dire à aborder des sujets de plus en plus profonds et intimes. Le rôle de l'infirmière est alors d'aider la personne à examiner les croyances qu'elle entretient sur le problème et d'écouter attentivement ses propos afin d'y déceler des indices susceptibles de révéler la signification sous-jacente du problème. Ce processus d'investigation peut être long. Mme Tucci, par exemple, consulta un jour une infirmière à propos de maux de tête qui l'obligeaient à s'absenter de son travail pendant plusieurs jours. Mme Tucci et l'infirmière mirent au point un plan efficace pour soulager la douleur, mais l'anxiété reliée à ces céphalées persista chez la patiente. À force de questionner Mme Tucci, l'infirmière apprit que sa mère était morte subitement d'une rupture d'anévrisme alors que Mme Tucci n'était encore qu'adolescente. Autrement dit, l'infirmière découvrit que la véritable signification des maux de tête de Mme Tucci dépassait de loin la question de l'absentéisme.

L'infirmière et la personne peuvent revenir à la phase d'exploration à tout moment. Bien qu'il puisse rester des éléments à découvrir à propos de la personne, de ses problèmes ou de la situation, l'infirmière et la personne perçoivent à un moment ou à un autre qu'elles possèdent suffisamment d'information pour passer à la phase suivante, celui de la focalisation. Notez cependant qu'il existe des situations où l'infirmière et la personne ne cheminent pas plus loin que la première phase.

Certaines infirmières croient que le partenariat de collaboration se limite à demander le point de vue de la personne sur la situation puis à en tenir compte dans l'élaboration du plan de soins. Il s'agit là de la première étape du travail en collaboration, et non d'un authentique partenariat de collaboration. La personne doit en effet devenir un partenaire du processus décisionnel et non un simple consultant.

PHASE 2 : FOCALISER

La **phase de focalisation** se caractérise par une démarche visant premièrement à fixer des objectifs précis et réalisables, et deuxièmement à les classer par ordre de priorité (figure 3.3).

Clarifier les objectifs

Certaines personnes savent très bien ce qu'elles veulent et où elles s'en vont. D'autres ont de la difficulté à définir leurs objectifs, tandis d'autres encore y parviennent mais en termes trop vagues (« Je veux aller mieux ») ou trop généraux (« Je veux être moins anxieux »). Avec ces personnes, le but de la deuxième phase du modèle en spirale est de préciser les objectifs. Plus un objectif est clair et précis, plus le plan d'action est facile à établir.

Au cours du processus d'établissement des objectifs, le rôle premier de l'infirmière consiste à structurer une discussion qui permettent aux deux partenaires de se faire une idée claire des visées de la personne. (Nous fournirons plus de détails sur le sujet au chapitre 5.) L'infirmière recourt à diverses stratégies

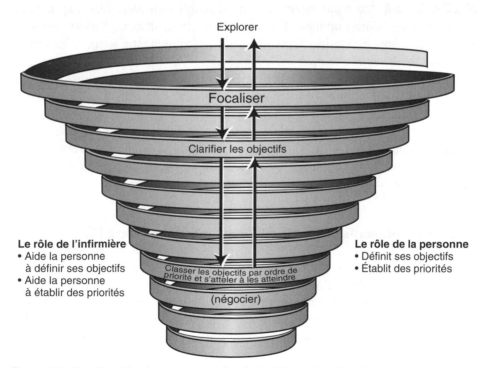

Figure 3.3   Focaliser (d'après un manuscrit inédit de Deborah Moudarres)

pour aider la personne à exprimer et à clarifier ses objectifs, dont l'observation, l'écoute active, le questionnement orienté, l'interprétation, la validation et la paraphrase. À ce stade de la relation, l'infirmière peut aussi faire part à la personne des idées ou des impressions que suscitent en elle les objectifs (faisabilité, choix du moment, lien de l'objectif avec la situation globale de la personne ou tout autre élément dont il faut tenir compte avant de s'atteler à l'atteinte de l'objectif). Le rôle principal de la personne, par ailleurs, consiste à définir un objectif avec le plus de précision possible.

L'incapacité d'exprimer et de définir ses objectifs peut-elle faire achopper le partenariat de collaboration ? La collaboration repose sur la compréhension qu'a l'infirmière des objectifs de la personne et sur l'aide qu'elle lui apporte pour les atteindre. Tout le monde a des objectifs, même si certaines personnes en paraissent dépourvues. Il est dans la nature de l'être humain de poursuivre des objectifs. Cependant, certaines personnes ont du mal à décrire aux autres ce à quoi elles aspirent. Dans certaines situations, l'infirmière doit aider la personne à comprendre ce qu'est un objectif. Il arrive que l'infirmière puisse déceler les objectifs d'une personne en observant son comportement, en l'écoutant parler de ses besoins et de ses souhaits ou en la questionnant de manière accessible. L'infirmière peut être amenée à expliquer que le comportement de la personne révèle ce qu'elle cherche à accomplir (son objectif). Il importe surtout que l'infirmière aide la personne à nommer son comportement et à le relier à un objectif, c'est-à-dire à une intention. En un mot, l'infirmière rend explicite ce qui était jusqu'alors implicite. Dans d'autres circonstances, l'infirmière doit aider les personnes à clarifier leurs objectifs en les incitant à se fixer des objectifs utiles, réalistes et atteignables.

Une fois les objectifs cernés, l'infirmière et la personne sont prêtes à passer à la phase suivante. Si les objectifs sont nombreux, l'infirmière et la personne doivent les classer par ordre de priorité et s'atteler à l'atteinte du premier dans le classement. Un objectif difficile à préciser est dans bien des cas un objectif prématurément établi. L'infirmière et la personne doivent alors revenir à la phase d'exploration et de prise de contact afin de mieux comprendre la nature de la situation ou des problèmes.

Classer les objectifs par ordre de priorité et s'atteler à l'atteinte du premier

La tâche qui consiste à classer les objectifs par ordre de priorité et à s'atteler à l'atteinte du premier passe par un processus de négociation. L'infirmière et la personne doivent en effet négocier si elles ont des objectifs différents, si elles perçoivent les problèmes différemment ou s'il leur faut classer les objectifs par ordre de priorité. Or, il ne peut y avoir de collaboration véritable sans la participation des deux partenaires à la négociation. L'infirmière et la personne déterminent, parmi les objectifs, ceux qui revêtent le plus d'importance, qui sont les plus faciles à atteindre ou qui ont le plus de chances de se réaliser en un laps de temps relativement court. Les partenaires échangent alors leurs opinions. Les habiletés de **négociation** sont notamment la capacité d'écouter attentivement l'autre afin de comprendre son point de vue sur la situation, la capacité de discerner son propre point de vue et de le communiquer et la capacité d'exposer un point de vue de manière à ce que l'autre le comprenne et l'apprécie. Bien négocier suppose également que l'on connaisse la façon de trouver un terrain d'entente, que l'on puisse déterminer le point de vue à privilégier et que l'on sache quand et comment faire des compromis. C'est en échangeant des idées et en pesant le pour et le contre que l'infirmière et la personne fixent ensemble des priorités. Une fois qu'elles ont choisi le problème ou l'objectif auquel elles s'attaqueront en premier, elles sont prêtes à passer à la troisième phase, celle de l'exécution.

PHASE 3 : EXÉCUTER

La **phase d'exécution** constitue la phase de résolution de problème dans le partenariat de collaboration (figure 3.4). Cette phase comprend deux activités : 1) étudier les autres solutions possibles ; 2) élaborer un plan d'action provisoire.

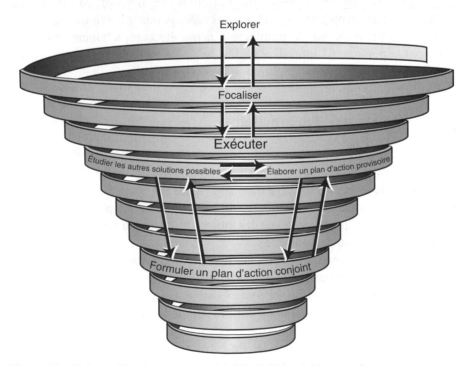

Figure 3.4   Exécuter (d'après un manuscrit inédit de Deborah Moudarres)

Une fois que l'infirmière et la personne ont déterminé avec précision la tâche à accomplir, elles sont prêtes à s'y atteler. Le rôle de l'infirmière consiste alors à guider et à épauler systématiquement la personne dans sa recherche de stratégies visant à résoudre les problèmes ou à atteindre les objectifs.

Étudier les solutions possibles

Pour trouver différentes manières d'atteindre les objectifs, l'infirmière et la personne peuvent procéder à un remue-méninges (*voir le chapitre 5*). Ensemble ou séparément, elles tentent de trouver le plus grand nombre possible de manières d'atteindre l'objectif, de manière à se donner un éventail de choix possibles. Cette activité exige qu'elles fassent preuve d'ouverture d'esprit, de souplesse intellectuelle et de réceptivité face aux idées et aux approches inédites. L'infirmière peut poser des questions stimulantes susceptibles de faire surgir des solutions. Elle peut également s'informer à propos des moyens que la personne a déjà employés et de ceux qui se sont révélés efficaces. Une fois que l'infirmière et la personne ont établi une liste de solutions possibles, il leur faut encore évaluer la faisabilité de chacune. Le choix de la stratégie à tenter appartient en dernier ressort à la personne.

Il peut arriver que la personne ait de la difficulté à étudier différentes stratégies visant à résoudre un problème ou à atteindre un objectif. Si elle rejette toutes les suggestions ou peine à produire des idées pendant le remue-méninges, on peut y voir un signe que le problème n'a pas été complètement étudié ou compris par la personne, l'infirmière ou les deux. La meilleure option en pareil cas est de revenir à la phase d'exploration ou de focalisation.

Élaborer un plan d'action provisoire

Après avoir choisi une stratégie, l'infirmière et la personne sont prêtes à assigner les responsabilités et à déterminer les modalités d'exécution du plan. L'un des principaux rôles de l'infirmière dans cette phase du partenariat de collaboration est d'aider la personne à élaborer un plan d'action adapté à ses besoins. Ensuite, l'infirmière passe en revue les objectifs et les stratégies choisies et donne un aperçu des étapes suivantes.

Dans certains cas, l'exécution du plan revient entièrement à la personne. Le rôle de l'infirmière durant cette période ne consiste plus qu'à épauler la personne, à l'encourager ou à lui servir de modèle. Un simple coup de téléphone peut alors suffire à apporter le soutien dont la personne a besoin pour augmenter ses chances de réussite. Dans d'autres circonstances, et notamment lorsque la personne est dépourvue de l'énergie, de la motivation, de la capacité ou de l'assurance nécessaires ou encore lorsqu'elle est trop malade ou déprimée, l'exécution du plan incombe pour l'essentiel à l'infirmière. Le cas échéant, l'infirmière doit garder en tête qu'à un moment futur ou dans d'autres situations (c'est-à-dire lorsque la personne sera prête), le gros du travail d'exécution reviendra à la personne.

Pour évaluer l'efficacité du plan, l'infirmière et la personne doivent se réserver du temps pour la quatrième phase du partenariat de collaboration, c'est-à-dire la révision.

PHASE 4 : RÉVISER

L'infirmière et la personne doivent déterminer si le plan est ou a été efficace (figure 3.5). Elles doivent convenir d'un moment précis pour faire un retour systématique sur les événements. Dernière phase du modèle en spirale du partenariat de collaboration, la **phase de révision** n'en est pas la moindre pour autant. En effet, elle permet à la personne de discerner les facteurs propices au changement ou les stratégies qui lui ont permis d'atteindre ses objectifs. Autrement dit, le processus de révision révèle à la personne les apprentissages qu'elle a tirés de l'expérience. La personne qui discerne les causes et le déroulement des événements

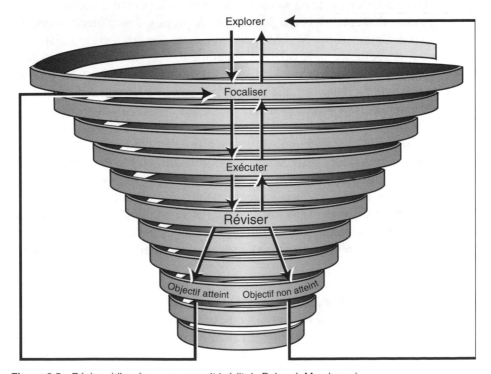

Figure 3.5   Réviser (d'après un manuscrit inédit de Deborah Moudarres)

est plus encline à mettre ces connaissances en pratique dans des situations futures. La révision consiste à revenir sur les stratégies utilisées, à déterminer si le plan était approprié à la personne et à sa situation ainsi qu'à évaluer l'efficacité du plan. Bien que l'infirmière puisse émettre son opinion quant à l'efficacité de telle ou telle stratégie, c'est la personne qui détermine si un objectif a été atteint ou non à sa satisfaction.

Moudarres, Ezer et Schein (1997) ont décrit quatre scénarios possibles à l'issue de la phase de révision :

1. La personne n'a plus besoin de soins infirmiers. Si le problème énoncé est résolu, la personne et l'infirmière peuvent convenir qu'il ne leur reste plus de problème à résoudre ou d'objectif à atteindre dans l'immédiat. Dans le cas contraire, il se peut que la personne possède les connaissances, les compétences et les ressources nécessaires pour y faire face sans l'aide de l'infirmière.

2. Le problème énoncé est résolu, mais on lui a découvert un sens différent ou plus profond, ou d'autres problèmes se sont manifestés. L'infirmière et la personne peuvent alors revenir à la phase de focalisation. Si l'infirmière a concouru à la résolution du problème initial, la personne lui fait maintenant confiance et peut être disposée à aborder avec elle d'autres préoccupations. Le cas de Mme Martinez est éloquent à ce propos. Déprimée et anxieuse à la suite de son accouchement, elle s'était d'abord adressée à notre collègue Deborah Moudarres à propos des difficultés que lui causait l'allaitement. Mme Martinez attribuait son anxiété et sa tristesse à son inexpérience en matière d'allaitement. Elle et Deborah ont donc analysé la situation (c'est-à-dire procédé à une focalisation) et surmonté les difficultés reliées à l'allaitement. À l'étape de la révision, cependant, elles ont découvert que la tristesse et l'anxiété subsistaient. En interrogeant Mme Martinez avec tact, Deborah a appris que sa tristesse était en fait reliée à l'hystérectomie d'urgence qu'elle avait subie tout de suite après la naissance de son enfant. Deborah était au fait de l'intervention, mais les signaux verbaux et non verbaux émis par Mme Martinez lors des premières rencontres indiquaient qu'elle n'était pas encore prête à aborder le sujet. Or, Deborah a su gagner la confiance de Mme Martinez en l'aidant à surmonter les difficultés reliées à l'allaitement, de sorte qu'elle a accepté d'exprimer le sentiment de deuil consécutif à l'hystérectomie.

3. L'objectif initial n'est pas atteint. L'infirmière et la personne peuvent alors revenir à la phase d'exploration et de prise de contact afin de réévaluer la situation et de trouver la meilleure façon de procéder, comme l'ont fait M. Taylor et notre collègue Lucia Fabijan. Âgé de 35 ans et atteint d'un trouble bipolaire, M. Taylor venait de se séparer de sa conjointe (Moudarres et al., 2000). Au cours de la phase de focalisation, Lucia et

M. Taylor établirent que l'objectif à atteindre pour ce dernier était de trouver une habitation à loyer modique. À l'étape de la révision, toutefois, M. Taylor n'avait toujours pas fait de demande pour un tel logement, contrairement à ce qu'il avait convenu de faire. Lucia estimait que le client éludait ses responsabilités, mais n'en dit rien. Le temps passait et les choses en restaient au point mort. Lucia et M. Taylor ont alors repris la phase d'exploration afin de s'assurer que l'objectif fixé répondait véritablement aux aspirations du client. M. Taylor avoua au fil des discussions qu'un déménagement l'éloignerait de son réseau social. Une fois ces craintes exprimées, M. Taylor et Lucia purent répéter la focalisation, mais cette fois ils s'attaquèrent aux peurs de M. Taylor sans perdre de vue son objectif à long terme. Au cours de l'année qui suivit, M. Taylor fit la demande, obtint une réponse favorable et s'installa dans une habitation à loyer modique.

4. L'infirmière ou la personne établit que les besoins de la personne seraient mieux comblés par une autre infirmière ou un autre professionnel de la santé. L'infirmière peut alors faire les démarches d'orientation appropriées.

RÉSUMÉ

De nombreux auteurs ont défini les phases de la relation infirmière-personne, mais personne n'a clairement décrit le travail de collaboration qui s'effectue au cours de chacune de ces phases. Le modèle en spirale du partenariat de collaboration fournit aux infirmières un cadre de référence qui leur permet de collaborer avec les individus et les familles. Ce processus possède un certain nombre de caractéristiques dignes de mention.

Premièrement, chaque membre d'un partenariat de collaboration a un rôle particulier à jouer au cours des différentes phases du modèle. Ces rôles sont réciproques et, le plus souvent, complémentaires. Ainsi, au cours de la phase d'exploration et de prise de contact, le rôle de la personne consiste à discerner et à décrire ses problèmes, tandis que le rôle de l'infirmière est d'aider la personne à accomplir cette tâche.

Le modèle en spirale se caractérise deuxièmement par sa fluidité. Il est important de se rappeler que les différentes phases peuvent se produire presque simultanément, ce qui en complique la description écrite. Au cours d'une même rencontre, par exemple, l'infirmière et la personne peuvent réviser les progrès accomplis dans la résolution d'un problème tout en explorant un sujet connexe. De plus, le processus ne se déroule pas nécessairement de manière linéaire et immuable. Quelle que soit la phase où elles se trouvent, en effet, l'infirmière et la personne peuvent passer à l'étape suivante, en sauter une ou revenir à la précédente. Leur façon de faire dépend de la réceptivité de l'infirmière face aux besoins de la personne ainsi que des exigences de la situation.

TERMES CLÉS

phase d'exploration
négociation
phase de révision

modèle en spirale du partenariat
    de collaboration
phase d'exécution
phase de focalisation

Chapitre 4

LES FACTEURS QUI INFLUENT SUR
LE PARTENARIAT DE COLLABORATION

Aucun facteur n'agit à lui seul sur le partenariat de collaboration. L'infirmière qui comprend les facteurs qui peuvent se répercuter sur le partenariat de collaboration est apte à créer intentionnellement les conditions qui maximiseront la participation active de la personne dans la relation.
— Laurie N. Gottlieb et Nancy Feeley

Après avoir lu ce chapitre, vous pourrez :
- mieux cerner les facteurs personnels et situationnels ainsi que le rôle qu'ils jouent dans le processus du partenariat de collaboration ;
- décrire l'influence des caractéristiques personnelles de l'infirmière et de la personne sur le partenariat de collaboration ;
- décrire l'influence des facteurs propres à la relation infirmière-personne sur le partenariat de collaboration ;
- décrire l'influence des facteurs environnementaux, organisationnels et situationnels sur le partenariat de collaboration ;
- expliquer le rôle du choix du meilleur moment d'agir (*timing*) dans un partenariat de collaboration ;
- utiliser le guide d'évaluation pour favoriser la mise en place des conditions propices au partenariat de collaboration.

L'infirmière prend l'initiative d'amorcer le partenariat de collaboration, de le cultiver et d'en donner le ton. C'est pourquoi elle doit être au fait de la multitude de facteurs qui peuvent influer sur le partenariat de collaboration et son évolution. Dalton (2001) a développé un outil appelé **Le guide d'évaluation des facteurs influant sur le partenariat de collaboration**. Cet outil consiste d'une liste de vérification où sont énumérés les facteurs qui influent sur la capacité de l'infirmière d'établir un partenariat de collaboration avec la personne de même que sur la capacité de la personne de s'associer avec l'infirmière. Pour notre part, nous ajoutons un certain nombre de facteurs à cette liste, de sorte que nous obtenons quatre grandes catégories allant du particulier au général : 1) les facteurs propres à l'infirmière ; 2) les facteurs propres à la personne ; 3) les facteurs propres à la relation ; 4) les facteurs environnementaux, organisation-nels et situationnels.

Le guide d'évaluation des facteurs influant sur le partenariat de collaboration sert à mesurer le degré de collaboration auquel on peut s'attendre au cours d'une rencontre entre l'infirmière et la personne. Il peut aussi aider l'infirmière quant à la manière de créer et d'entretenir un partenariat de collaboration. Aucun facteur n'influe à lui seul sur le partenariat de collaboration, et il faut tenir compte simultanément des facteurs propres à l'infirmière, à la personne, à la relation et à l'environnement.

La figure 4.1 schématise l'influence des divers facteurs sur le partenariat de collaboration. L'infirmière et la personne assises sur la bascule travaillent ensemble à surmonter les problèmes de cette dernière et à atteindre les objectifs qu'elles ont conjointement fixés (les visées). La bascule représente le subtil équilibre du pouvoir, dont la répartition (symbolisée par l'inclinaison de la bascule) oscille sans cesse au sein du partenariat de collaboration ou au cours d'une rencontre donnée. Cette répartition est fonction des caractéristiques personnelles de chaque partenaire, des circonstances, de la nature de la relation et de l'environnement dans lequel elle s'inscrit. La répartition du pouvoir dépend aussi des besoins, des attentes et des préférences de la personne relati-vement à son travail avec l'infirmière. Idéalement, l'infirmière devrait toujours chercher à créer des conditions qui confèrent un pouvoir égal ou supérieur à la personne. Cindy Dalton explique comment elle y parvient dans la pratique : *Initialement, on peut être moins directive avec une personne qui a une bonne aptitude à la résolution de problème, et plus directive avec une personne qui s'attend à ce que la clinicienne résolve ses problèmes. (On commence en tenant compte des préférences de la personne.) Puis, avec le temps, à mesure que la personne gagne en compétence et en aisance et qu'elle se rend responsable de ses soins, on peut se faire de moins en moins directive. Il faut composer avec les capacités que la personne démontre dans le moment présent et prendre le temps qu'il faut pour construire le partenariat de collaboration.*

LE CHOIX DU MEILLEUR MOMENT D'AGIR (*TIMING*)

On ne saurait sous-estimer l'importance du choix du meilleur moment d'agir dans l'établissement d'un partenariat de collaboration fructueux. Cet éléments forme d'ailleurs le point d'appui de la bascule apparaissant dans la figure 4.1.

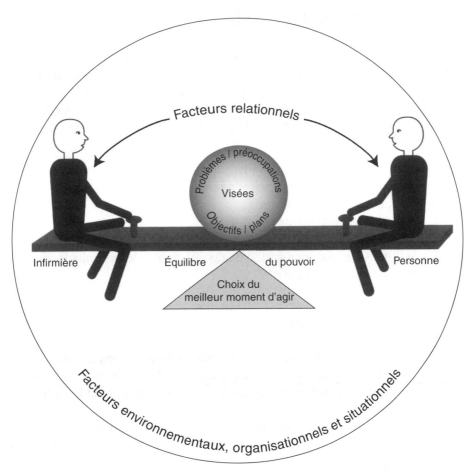

Figure 4.1   Les facteurs qui influent sur le partenariat de collaboration (adapté de Dalton, C. [2001]. *Conditions for collaboration framework.* Manuscrit inédit, École des sciences infirmières de l'Université McGill, Montréal).

Le choix du moment est fonction de la sensibilité de l'infirmière à la personne et à ses besoins, *quel que soit l'instant*. L'infirmière doit déterminer si le moment est bien choisi pour cultiver les conditions propices au partenariat de collaboration (Dalton, 2001). Pendant la phase aiguë de sa maladie, par exemple, la personne peut être incapable de partager avec l'infirmière la responsabilité de la prise de décision ; le moment serait mal choisi pour créer les conditions propices au partenariat de collaboration et faire basculer le pouvoir en faveur de la personne. La bascule représentée à la figure 4.1 serait alors inclinée du côté de l'infirmière. Il s'agirait là d'un transfert opportun qui traduirait la sensibilité de l'infirmière aux besoins de la personne à ce moment. L'infirmière doit constamment mesurer le degré de participation que souhaite la personne, respecter cette préférence et adapter le partenariat en conséquence.

LES FACTEURS PERSONNELS

Les caractéristiques personnelles et les qualités de l'infirmière et de la personne constituent d'importants déterminants du partenariat de collaboration. Les croyances de l'infirmière et celles de la personne, par exemple, ont des répercussions capitales sur leur relation, encore qu'elles puissent diverger. Les facteurs personnels qui influent sur le degré du partenariat de collaboration sont :

- les croyances et les attentes relatives à soi, à l'autre et à la relation ;
- les connaissances relatives à soi et à la situation de soins de santé ;
- les aptitudes à la pensée critique ;
- les modes d'apprentissage ;
- la motivation ;
- les aptitudes à la communication et aux relations interpersonnelles ;
- l'état physique et mental.

Les croyances et les attentes

Les croyances sont les lentilles à travers lesquelles nous voyons le monde. Elles se répercutent sur nos choix et nos comportements. Nos croyances dictent nos attentes et, avec elles, déterminent la nature et la forme que prend le partenariat de collaboration.

Selon Lenrow et Burch (1981), les croyances relatives aux rôles d'aidant et d'aidé ont des racines culturelles profondes et ce sont elles qui empêchent tant les professionnels que les personnes de percevoir que ces dernières peuvent devenir des partenaires. La formation des professionnels et l'organisation bureaucratique des divers établissements de soins de santé renforcent ces croyances. Il s'ensuit que les croyances des partenaires relativement à leur propre rôle et à celui de l'autre constituent un déterminant capital de la création du partenariat de collaboration. Une étude des facteurs influant sur l'établissement d'un partenariat de collaboration entre des travailleurs sociaux et leurs clients (De Chillo, 1993) a révélé que la nature de la relation était principalement déterminée par les croyances des travailleurs sociaux quant à la participation des clients à leurs soins. De même, une étude britannique a démontré que la participation des parents aux soins d'un enfant malade était reliée aux attentes des professionnels de la santé à ce propos (Kirk, 2001). Si l'infirmière croit que les demandeurs de soins doivent « se faire petits », elle sera plus encline à adopter une approche hiérarchique traditionnelle ; elle s'attendra à ce que les personnes dont elle s'occupe suivent docilement ses recommandations.

Si, d'un autre côté, l'infirmière croit que les personnes possèdent de l'expertise et des connaissances et que leur participation active favorise l'atteinte des objectifs, elle aura tendance à adopter l'approche du partenariat de collaboration. Dans une étude sur les infirmières canadiennes et les patients recevant des soins palliatifs, Botoroff et ses collègues (2000) ont découvert qu'il existait quatre modalités selon lesquelles les infirmières incitaient le patient à faire des choix relativement à ses soins. À un extrême, les infirmières présentaient toutes les possibilités au patient ; autrement dit, elles respectaient ses objectifs et tentaient peu d'influencer ses décisions. À l'autre extrême, les infirmières offraient des simulacres de choix et gardaient la main haute sur la situation. L'emploi de l'une ou l'autre des approches dépendait des croyances et des valeurs de l'infirmière relativement au droit du patient de faire des choix. Si, en plus, la personne croit que les professionnels de la santé sont des experts qui « ont toujours raison » et dont le rôle est de prendre soin d'elle, ses chances de devenir partenaire diminuent d'autant.

Les connaissances

Pour travailler en collaboration, l'infirmière doit non seulement posséder des connaissances cliniques mais aussi connaître la situation qui se présente à elle. Les connaissances cliniques sont constituées de données théoriques et expérientielles sur les personnes, les familles ainsi que leurs manières de réagir et de s'adapter en période de santé, de vulnérabilité et de maladie. Il existe des connaissances spécialisées dans chaque domaine de pratique. Dans le domaine des soins intensifs, par exemple, l'infirmière doit notamment posséder des connaissances sur le maintien des fonctions vitales chez les patients dont l'état est instable, sur la gestion de crise, sur les mesures de confort à apporter aux personnes très malades ainsi que sur la communication et la prise en compte de points de vue multiples (Benner, Hooper-Kyriakidis et Stannard, 1999). Or, l'infirmière doit aussi posséder des connaissances sur la situation. Ces connaissances, elle les acquiert tout d'abord en faisant connaissance avec la personne, à la première phase du partenariat de collaboration, et au fil de leur relation par la suite (*voir le chapitre 3*).

L'étendue des connaissances de la personne peut avoir une influence sur son aptitude à collaborer (Kim, 1983). Biley (1992) a mené une étude descriptive dans une unité de chirurgie sur les perceptions qu'avaient les patients des facteurs influant sur leur participation aux décisions relatives à leurs soins. Cette étude a révélé que l'étendue des connaissances des patients sur un sujet donné déterminait le degré de participation qu'ils pensaient devoir atteindre dans le processus décisionnel. Ainsi, les patients jugeaient qu'ils devaient jouer un rôle plus passif dans les décisions à caractère technique, mais ils préféraient participer activement aux décisions liées aux activités de la vie quotidienne pendant l'hospitalisation.

Les connaissances que possède la personne à propos de la situation et des stratégies qui lui ont déjà été utiles exercent aussi beaucoup d'influence sur la forme que prend le partenariat de collaboration. L'un des principaux rôles de la personne dans le processus de collaboration consiste à exprimer son point de vue à l'infirmière (*voir le chapitre 3*). Le pouvoir de la personne, en effet, repose en grande partie sur sa connaissance de la situation et sur sa volonté de la partager avec l'infirmière. De fait, la personne peut juger de la compétence et des connaissances de l'infirmière d'après l'expertise qu'elle-même a acquise à force de composer avec sa maladie ou celle d'un membre de sa famille. Kirk (2001) a d'ailleurs découvert que les parents qui possédaient une connaissance intime des besoins complexes de leur enfant en matière de soins de santé se fondaient sur ce savoir pour juger de la compétence d'un professionnel.

Les aptitudes à la pensée critique

« Deux têtes valent mieux qu'une. » Ce vieil adage trouve tout son sens dans le contexte du partenariat de collaboration. Exercer sa pensée critique consiste notamment à étudier des éléments d'information recueillis à des moments différents et à en faire la synthèse en vue de comprendre la situation d'une personne. La pensée critique exige par ailleurs que l'on fasse le rapprochement entre des événements passés et présents. La mise en commun des facultés d'analyse et de pensée critique de la personne et de l'infirmière favorise l'émergence de stratégies propices à l'atteinte des objectifs.

L'exercice de la pensée critique suppose que l'on puisse : 1) déceler les points communs et les différences entre divers éléments d'information ; 2) relier une situation présente à une situation passée ou simultanée ; 3) synthétiser une grande quantité d'information ; 4) extraire les éléments essentiels d'une grande quantité d'information. Ces aptitudes sont particulièrement utiles au cours des phases de focalisation et d'exécution du partenariat de collaboration (*voir le chapitre 3*).

Les modes d'apprentissage

Chaque personne apprend à sa façon. Un **mode d'apprentissage** est composé des moyens par lesquels une personne en arrive à comprendre comment une chose s'insère et fonctionne dans le monde (McKeachie, 1999). Certaines personnes apprennent en observant, d'autres, en lisant et en faisant des recherches et d'autres encore, en écoutant des explications. Certaines personnes apprennent par la pratique, d'autres, par le tâtonnement et d'autres encore, par la démonstration. La concordance entre les modes d'apprentissage des partenaires exerce une influence considérable sur le caractère du partenariat de collaboration.

L'infirmière doit être consciente de son mode d'apprentissage et de son style d'enseignement, connaître le mode d'apprentissage de la personne et modifier ses propres habitudes de manière à s'y conformer. Cindy Dalton précise : *La façon de traiter un sujet n'est pas du tout la même avec une personne qui apprend par le concret et une autre qui aime l'abstraction et la réflexion.*

La disposition à apprendre ou à changer (*readiness*)

Dans un partenariat de collaboration, la **disposition** correspond à la volonté d'entamer un travail relatif à la santé ou d'effectuer un changement (Murphy, Taylor et Townshend, 1997) ainsi qu'à l'intention d'agir (Dalton et Gottlieb, 2003). La disposition, essentielle à l'établissement d'une collaboration, comprend aussi la volonté d'entrer en relation avec l'autre partenaire.

La volonté d'amorcer un partenariat de collaboration peut s'intensifier chez une personne au moment où elle s'aperçoit que quelque chose doit changer dans sa situation actuelle et que les bénéfices du changement dépassent ceux du statu quo. La disposition peut se mesurer à trois indicateurs : 1) avoir l'intention de passer à l'action (désirer changer) ; 2) avoir un plan d'action (savoir comment on procédera concrètement pour obtenir le changement voulu) ; 3) juger que les avantages du changement sont supérieurs à ses inconvénients. La présence de ces trois indicateurs signale un degré élevé de motivation.

Contrairement à ce que pensent de nombreuses infirmières, la disposition n'est pas que l'affaire de la personne. Diverses raisons peuvent entraver la motivation de l'infirmière, dont sa gêne face aux préoccupations de la personne. Certaines infirmières, par exemple, sont mal à l'aise d'aborder des sujets comme la mort et la sexualité, et ont tendance à les éviter. D'autres ne possèdent pas les connaissances, les compétences ou l'expérience nécessaires pour s'occuper de certains problèmes de santé. Il est important que l'infirmière soit consciente tant de sa propre disposition que de celle de la personne. Une infirmière et une personne disposées augmentent leurs chances de collaborer efficacement.

Il arrive que les gens soient disposés à collaborer avec l'infirmière à propos de certains sujets mais refusent d'en aborder d'autres. Tel était le cas de Mme Soloman, une femme âgée qui venait de perdre son mari. Elle acceptait de collaborer avec l'infirmière à propos de son problème d'insomnie, mais n'était pas prête à traiter de son deuil avec elle. Elle y consentit quelques mois plus tard, lorsqu'elle prit la pleine mesure de la perte qu'elle avait subie.

Les aptitudes à la communication et aux relations interpersonnelles

Amorcer, nourrir et faire durer un partenariat de collaboration exigent de l'infirmière qu'elle possède un vaste répertoire de solides aptitudes à la communication et aux relations interpersonnelles. Les aptitudes à la communication sont importantes dans toute relation, mais elles sont essentielles dans un partenariat de collaboration, car la personne participe activement à l'établissement des objectifs, à l'élaboration d'un plan d'action et à l'évaluation des résultats. Qui plus est, l'efficacité de la collaboration repose sur la richesse, l'exactitude et la diversité de l'information que fournit la personne. L'infirmière doit être en mesure d'inciter la personne à exprimer son point de vue sur la situation, à raconter son histoire, à cerner et à décrire ses préoccupations, à exposer ses hypothèses sur les causes des événements et à trouver différents moyens de surmonter ses problèmes.

Les aptitudes à l'engagement, à l'écoute active, à la réceptivité et à la négociation comptent parmi les plus cruciales en relations interpersonnelles et toutes doivent faire partie du répertoire de l'infirmière. L'**aptitude à l'engagement** correspond à la capacité de se lier envers une autre personne de manière à forger une relation avec elle. On peut la comparer au fait de frotter une allumette. Sans étincelle, il n'y a pas de feu possible. Les gens sont plus enclins à s'engager envers l'infirmière et à former un partenariat avec elle quand ils se sentent respectés et compris. Et ils se sentent compris si l'infirmière les écoute attentivement et se montre capable de considérer la situation de leur point de vue. L'aptitude à l'écoute active est par conséquent essentielle chez l'infirmière. L'écoute active permet d'exprimer à la personne toute l'importance que son point de vue revêt dans l'approche de collaboration.

La **réceptivité** est constituée notamment de la capacité de décoder avec exactitude les signaux verbaux et non verbaux ainsi que de la capacité de discerner les moments où il convient d'aller de l'avant ou de modérer le pas. L'infirmière qui remarque qu'une personne est fatiguée ou accablée décidera de ralentir le rythme des soins. Elle pourra alors procéder à des réorganisations, ménager des pauses entre les activités ou espacer les rendez-vous. À l'inverse, l'infirmière qui constate qu'une personne fortement motivée piaffe d'impatience modifiera le plan de soins en conséquence.

L'infirmière doit par ailleurs pouvoir négocier et être à l'aise de le faire. Le partenariat de collaboration exige en effet que l'infirmière et la personne parviennent à s'entendre quant aux objectifs à atteindre, à la répartition des tâches et aux indicateurs du succès (résultats escomptés). (*Voir le chapitre 3,* la section intitulée «Phase 2: focaliser» pour un supplément d'information sur l'aptitude à la négociation.) De même, la qualité du partenariat de collaboration dépend en grande partie de l'aptitude à la négociation que possède la personne.

Chez la personne, la capacité de communiquer efficacement influe sur le caractère du partenariat de collaboration. La personne doit en effet être capable de formuler ses préoccupations, et cette communication peut prendre plusieurs formes. Il est faux de croire que la communication verbale est absolument nécessaire à l'établissement d'un partenariat de collaboration. Les nourrissons, les personnes aphasiques, les personnes atteintes de démence et les personnes qui parlent une langue inconnue de l'infirmière doivent trouver un moyen de communiquer leurs besoins et leurs objectifs. Certes, les déficits du langage et de la cognition ne facilitent pas la collaboration, mais ils ne l'empêchent pas non plus. Ce sont des défis lancés à la créativité des partenaires.

Joann Creager, une infirmière qui travaille auprès de personnes hospitalisées dans une unité de soins gériatriques, a eu l'occasion de s'occuper d'un homme atteint d'aphasie et de labilité émotionnelle à la suite d'un accident vasculaire cérébral. Le patient présentait des crises de colère telles qu'il avait besoin de la surveillance constante d'un garde. Joann explique comment les infirmières ont réussi à communiquer avec le patient : *Nous avons appris à le connaître avec le temps. Nous avons découvert que sa « salade de mots » demeurait une « salade de mots » mais que ses intonations révélaient ce qu'il essayait de dire. Au bout d'un mois, la majeure partie du personnel pouvait communiquer avec lui, au point de comprendre ce qu'il disait. Pour une oreille étrangère, ce n'était que du charabia. Pourtant, les infirmières étaient capables de distinguer les intonations et de déterminer grosso modo ce dont il parlait. Ensuite, elles pouvaient poser des questions fermées pour obtenir plus de précisions. C'est grâce à cette forme de communication que nous avons pu collaborer avec cet homme. Bien des gens diraient qu'il s'agit d'une curieuse forme de partenariat de collaboration, mais je pense que c'en était bel et bien un. Car le fait de préciser les besoins de cet homme à l'aide de questions fermées nous a permis de lui redonner la maîtrise de sa situation. Ses crises de colère ont par la suite diminué au point que nous avons pu retirer la surveillance.*

L'état physique et mental

L'adhésion à un partenariat de collaboration demande tant à l'infirmière qu'à la personne un engagement, un investissement et un apport d'énergie considérables. Leur endurance physique, leur bien-être mental, leur niveau de stress, leur degré de fatigue, leur réserve d'énergie et les agents de stress qu'elles subissent comptent parmi les facteurs mentaux et physiques qui influent sur leur capacité de collaborer à tout moment. L'état de santé de la personne constitue en outre un facteur non négligeable. Une étude menée auprès de patients hospitalisés dans une unité de chirurgie et portant sur leurs perceptions des facteurs qui déterminaient leur participation aux décisions reliées à leurs soins a révélé que leur degré de bien-être ou de forme physique influait sur leur participation (Biley, 1992). Il peut arriver que des personnes atteintes d'une maladie aiguë soient capables de participer à certains aspects de leurs soins, mais leur potentiel de collaboration n'en demeure pas moins considérablement diminué. À l'occasion d'une étude plus récente, des patients atteints de cancer ont indiqué que leur santé physique et mentale constituait un important facteur de leur participation à la prise des décisions reliées à leurs soins (Sainio, Eriksson et Lauri, 2001).

De même, la fatigue, les problèmes personnels ou les difficultés professionnelles nuisent à la disponibilité physique et psychologique de l'infirmière. Elle et la personne peuvent néanmoins établir un partenariat, quitte à ce que la collaboration souffre un peu lors de certaines de leurs rencontres. (Nous fournissons plus de détails sur ce sujet au chapitre 6.) L'encadré 4.1 présente une liste des facteurs personnels propres à l'infirmière et à la personne.

Encadré 4.1	**Les facteurs personnels influant sur le partenariat de collaboration**

- Les croyances et les attentes relatives à soi, à l'autre et à la relation
- Les connaissances relatives à soi et à la situation de soins de santé
- Les aptitudes à la pensée critique
- Les modes d'apprentissage
- La disposition à apprendre ou à changer
- Les aptitudes à la communication et aux relations interpersonnelles
- L'état physique et mental

LES FACTEURS RELATIONNELS

La troisième catégorie de facteurs à influer sur la qualité du partenariat de collaboration est composée de divers aspects de la relation entre l'infirmière et la personne, dont l'historique de leur association et leur compatibilité.

L'historique de la relation

L'historique de la relation entre l'infirmière et la personne comprend plusieurs éléments : la durée de leur relation, leur degré de familiarité et d'aisance l'une avec l'autre, la confiance qu'elles se portent mutuellement, le type d'expériences qu'elles ont vécues ensemble et les circonstances de leur première rencontre.

Comme toute relation, la relation infirmière-personne prend dès ses débuts une dynamique propre, c'est-à-dire que s'établissent certaines modalités d'interaction ou de travail commun. Une fois ces modalités créées puis renforcées lors des rencontres subséquentes, elles prennent force d'habitude et deviennent difficiles à modifier. En effet, chaque partenaire a désormais une perception du comportement de l'autre de même que des attentes face à ce qu'il est capable de donner. Si, pour quelque raison que ce soit, la relation a pris un caractère hiérarchique traditionnel, l'infirmière qui décide de passer à un partenariat de collaboration risque de rencontrer des difficultés, car elle et la personne devront modifier leurs comportements. Il leur faudra négocier à nouveau les règles qui gouvernent leurs rôles respectifs. La démarche est plus ardue mais possible si l'infirmière est convaincue du bien-fondé de son choix et croit qu'il favorise le mieux-être de la personne.

La situation inverse peut aussi se présenter : l'infirmière qui a toujours souscrit au partenariat de collaboration peut être forcée par les circonstances (une maladie grave par exemple) d'assumer la majeure partie du pouvoir et de prendre des décisions à la place d'une personne avec laquelle elle amorce une relation. Elle devra cependant céder le pouvoir à la personne dès que son état s'améliorera, quitte à la guider au cours de la transition.

La compatibilité

La **compatibilité** se définit comme l'accord entre les capacités et les caractéristiques d'un partenaire et les exigences et les attentes de l'autre. Il s'agit d'un concept important dans la pratique infirmière, dans la mesure où il détermine l'efficacité ou l'inefficacité des soins infirmiers dans un bon nombre de situations. L'inefficacité d'une infirmière dans une situation donnée est souvent due à une incompatibilité entre ses actes d'une part et les attentes, les besoins ou les désirs de la personne d'autre part.

La compatibilité de l'infirmière et de la personne influe sur l'évolution du partenariat de collaboration. Par exemple, l'infirmière qui parle d'une manière que la personne a du mal à comprendre ou qui la rend mal à l'aise compromet ses chances d'établir un partenariat de collaboration. À l'opposé, l'infirmière incapable de répondre adéquatement à une personne qui a besoin de recevoir une information technique et complexe risque de perdre de la crédibilité à ses yeux et diminue elle aussi ses chances de créer un partenariat de collaboration.

LES FACTEURS ENVIRONNEMENTAUX, ORGANISATIONNELS ET CONTEXTUELS

Les rencontres entre l'infirmière et la personne se déroulent à l'intérieur d'un climat social et d'un espace physique qui influent sur le partenariat de collaboration. Par **climat social,** nous entendons la culture organisationnelle au sein de laquelle les soins sont prodigués (Cahill, 1998). Cette culture est composée d'éléments tels que la philosophie, les valeurs, les politiques, la gestion du personnel et la charge de travail des employés dans l'établissement de soins de santé.

La nature des relations entre les professionnels de la santé dans l'organisation peut donner le ton à leur conduite. Si les interactions entre les médecins et les infirmières donnent à penser que ces dernières n'ont ni pouvoir ni autorité, les gens seront peu enclins à collaborer avec elles. Elles-mêmes, se sentant rabaissées ou impuissantes, peineront à collaborer avec les gens. Le caractère hiérarchique des organisations au sein desquelles les infirmières pratiquent peut les inciter à adopter l'approche traditionnelle plutôt que le partenariat de collaboration (Bottorff et al., 2000). Si, au contraire, les interactions entre médecins et infirmières sont marquées au sceau du respect et de la collaboration, les gens adhéreront avec enthousiasme au partenariat. Les infirmières feront de même car elles se sentiront appréciées et estimées. En somme, l'infirmière ou la personne qui goûte au partenariat de collaboration sait ce qu'une telle relation apporte, sait comment se comporter et sait de quoi il retourne. Si une organisation récompense le dirigisme des infirmières, il est peu probable que celles-ci établissent des partenariats de collaboration avec les gens.

Les structures organisationnelles et professionnelles au sein desquelles les infirmières pratiquent déterminent en grande partie leur capacité ou leur volonté de travailler en collaboration avec les gens (Kirk et Glendinning, 1998). Et même dans les organisations qui encouragent la participation des patients, les pratiques courantes peuvent entraver les partenariats de collaboration individualisés. Selon Krouse et Roberts (1989), la position d'autorité des professionnels dans le système de soins de santé et même le langage qu'ils emploient maintiennent l'inégalité du pouvoir entre l'infirmière et la personne. L'étude de Biley (1992) a fait ressortir les facteurs organisationnels qui influaient sur le degré de participation de patients hospitalisés dans une unité de chirurgie aux décisions reliées à leurs soins infirmiers. Les règlements de l'unité, relativement aux heures de visite et à l'accès aux services de la cuisine par exemple, encourageaient ou décourageaient les patients à prendre part au processus décisionnel. Jetez un coup d'œil sur votre milieu de travail et constatez par vous-même que les règles en disent long aux gens à propos du rôle qu'ils peuvent jouer dans leurs soins.

La charge de travail de l'infirmière a d'importantes répercussions sur les partenariats de collaboration qu'elle établit. Le manque de personnel et la lourdeur de la tâche peuvent empêcher l'infirmière de passer autant de temps qu'elle le voudrait auprès d'une personne (McCann et Baker, 2001). Les patients interrogés lors d'une étude ont indiqué qu'ils sont moins enclins et moins aptes à collaborer lorsque les professionnels de la santé ont peu de temps à leur consacrer (Nordgren et Fridlund, 2001 ; Patterson, 2001).

L'organisation physique d'un milieu de travail et l'espace réservé aux activités infirmières comptent aussi parmi les facteurs qui influent sur le partenariat de collaboration. L'infirmière et la personne peuvent-elles se rencontrer dans un lieu où leurs discussions ne risquent pas d'être entendues ou interrompues ? L'absence d'un endroit réservé aux entretiens entre les infirmières et les personnes risque de compromettre l'établissement de partenariats de collaboration. En réservant un espace aux rencontres entre les infirmières et les personnes, une organisation émet un message éloquent à propos de la valeur qu'elle accorde aux soins infirmiers. Une étude réalisée dans un centre de soins ambulatoires où étaient traités des adolescents atteints de maladies chroniques a révélé que bon nombre de leurs préoccupations restaient sans réponse en raison de l'absence d'un lieu expressément consacré à leurs rencontres avec les infirmières (Chan, 2003).

Les attributs de l'environnement physique peuvent se répercuter sur l'évolution du partenariat de collaboration. Les parents d'enfants gravement malades interrogés lors d'une étude ont indiqué qu'ils trouvaient plus difficile de communiquer avec les infirmières dans les environnements à caractère hautement technique que dans les unités de soins moins actifs (Espezel et Canam, 2003).

Tous les facteurs personnels et environnementaux sont à divers degrés influencés par le contexte social, culturel, politique et historique dans lequel s'inscrit la relation de collaboration. Nous avons brièvement traité au chapitre premier des forces qui ont donné naissance à l'approche de collaboration dans le système de soins de santé actuel. Il est important de se rappeler que des facteurs environnementaux moins visibles déterminent la nature et la forme du partenariat de collaboration. Ainsi, lors de l'épidémie de SRAS qui a frappé les villes de Toronto et de Hong Kong en 2003, les patients étaient placés en isolement de protection, les infirmières portaient des vêtements protecteurs et les visites étaient interdites afin de limiter la propagation de la maladie. En outre, les infirmières craignaient les contacts avec les patients, et les professionnels de la santé ne comprenaient pas l'épidémiologie de la maladie. Ce contexte sociopolitique a eu sur l'organisation et le fonctionnement des établissements de soins de santé des répercussions qui, à leur tour, ont entraîné d'importantes conséquences pour les relations entre les infirmières et les patients (Naylor, 2003).

LE GUIDE D'ÉVALUATION DES FACTEURS

Le guide d'évaluation qui apparaît aux pages 68 et 69 a deux fonctions. Premièrement, il permet de discerner les facteurs critiques dont l'infirmière doit tenir compte pour créer ou optimiser les conditions propices à l'établissement d'un partenariat de collaboration. Deuxièmement, le guide sert à l'évaluation continue d'un partenariat de collaboration déjà amorcé ; il permet à l'infirmière de déterminer la pertinence ou le moment d'une modification ou d'un renforcement de ces conditions. Il est important de garder à l'esprit que les facteurs influant sur le partenariat de collaboration sont en constante évolution et qu'ils varient au fil du temps. L'infirmière doit par conséquent procéder constamment à une évaluation des facteurs et à une mesure de l'efficacité du partenariat de collaboration.

LE GUIDE D'ÉVALUATION DES FACTEURS INFLUANT SUR LE PARTENARIAT DE COLLABORATION	
FACTEURS	**OBSERVATION**
Infirmière	
❏ Croyances et attentes : • relatives à la relation infirmière-personne • relatives à son propre rôle • relatives au rôle de la personne	
❏ Connaissances : • sur la situation médicale / l'état de santé • sur les réactions aux situations reliées à la santé et à la maladie • sur le partenariat de collaboration	
❏ Aptitudes à la pensée critique : • capacité de faire des liens, de discerner des tendances et de mettre des éléments d'information en relation • capacité de résumer l'information	
❏ Modes d'apprentissage : • meilleure manière d'apprendre / d'enseigner	
❏ Disposition à apprendre ou à changer : • intention de passer à l'action • planification d'une action • analyse des avantages et des inconvénients de passer à l'action	
❏ Aptitudes à la communication et aux relations interpersonnelles : • incitation à l'expression des points de vue • réceptivité aux sentiments de la personne • aptitudes à la négociation	
❏ État physique et mental : • engagement • énergie • résistance physique • bien-être mental • niveau de stress	

LE GUIDE D'ÉVALUATION DES FACTEURS INFLUANT SUR LE PARTENARIAT DE COLLABORATION (*SUITE*)	
FACTEURS	**OBSERVATION**
Personne	
❏ Croyances et attentes : • relatives à la relation infirmière-personne • relatives au rôle de l'infirmière • relatives à son propre rôle	
❏ Connaissances : • son propre état de santé • sur ses réactions passées et présentes aux situations reliées à la santé et à la maladie • sur le partenariat de collaboration	
❏ Aptitudes à la pensée critique	
❏ Modes d'apprentissage : • meilleure manière d'apprendre	
❏ Disposition à apprendre ou à changer : • intention de passer à l'action • planification d'une action • analyse des avantages et des inconvénients de passer à l'action	
❏ Aptitudes à la communication et aux relations interpersonnelles : • capacité d'exprimer ses points de vue • reconnaissance de ses propres sentiments • aptitudes à la négociation	
❏ État physique et mental : • engagement • énergie • résistance physique • bien-être mental • niveau de stress	
❏ Relation : • compatibilité • historique	
❏ Facteurs environnementaux, organisationnels et contextuels : • valeurs, philosophie et politiques de l'établissement de soins de santé et de sa direction • relations entre les professionnels de la santé • environnement physique	

Si l'évaluation initiale révèle que la personne a de la difficulté à communi-quer ses objectifs et ses besoins à l'infirmière, celle-ci doit trouver des moyens de l'y aider. (Nous présentons au chapitre 7 des témoignages de cliniciennes expertes à ce propos.) Si, par ailleurs, l'évaluation indique que le lieu des rencon-tres (une unité bourdonnante d'activité dans un centre hospitalier, par exemple) n'est pas propice à l'établissement d'un partenariat de collaboration, l'infir-mière doit trouver un autre endroit ou tenter d'atténuer les obstacles qui freinent l'établissement du partenariat de collaboration. Si la personne croit que les professionnels de la santé en savent plus long qu'elle et que son rôle est de se conformer à leurs recommandations, l'infirmière peut progressivement la convaincre qu'elle peut jouer un rôle plus actif et qu'il est dans son intérêt de le faire. (Nous présentons au chapitre 8 des témoignages de cliniciennes expertes à ce propos.)

L'infirmière doit impérativement distinguer les facteurs qu'il est possible de modifier ou d'améliorer et ceux sur lesquels il est plus difficile d'intervenir. En s'attaquant aux facteurs modifiables, l'infirmière peut favoriser l'émergence des conditions les plus propices au partenariat de collaboration. Une infirmière a vraisemblablement peu de chances de déloger des gestionnaires qui ne valori-sent pas la collaboration avec les patients et leurs familles dans un établissement de soins de santé. En revanche, elle est en mesure de perfectionner son aptitude à susciter l'expression des perceptions et des opinions. Les aptitudes à la communication, telles que l'écoute respectueuse et la formulation de questions ouvertes, constituent des conditions importantes à l'établissement du partena-riat de collaboration et il est possible de les acquérir.

RÉSUMÉ

Le partenariat de collaboration est influencé par une myriade de facteurs, qu'ils soient propres à la personne, à l'infirmière, à leur relation ou à l'environnement. Nous n'en avons décrit que quelques-uns dans ce chapitre, mais tous peuvent avoir des conséquences très concrètes sur les partenariats de collaboration. L'interaction entre tous ces facteurs détermine jusqu'à quel point l'infirmière pourra établir un partenariat de collaboration avec la personne et jusqu'à quel point celle-ci s'associera à l'infirmière.

L'infirmière et la personne apportent au partenariat de collaboration un bagage de caractères et d'expériences qui influent sur le degré de collaboration qu'elles atteindront ensemble. Leurs qualités déterminent la nature de leur rela-tion, et l'importance de ces qualités varie selon l'environnement et la situation socioculturelle. Les facteurs propres tant à l'infirmière qu'à la personne qui influent sur leur potentiel de collaboration sont les croyances et les attentes, les connaissances, les aptitudes à la pensée critique, les modes d'apprentissage, la disposition à apprendre ou à changer, les aptitudes à la communication et aux relations interpersonnelles ainsi que l'état physique et mental. À ces facteurs personnels s'ajoutent l'historique de la relation et la compatibilité entre l'infirmière et la personne. Enfin, divers aspects de l'environnement au sein duquel le partenariat s'établit influent sur le degré de collaboration. Il s'agit notamment des valeurs, de la philosophie et des politiques de l'établissement de soins de santé et de sa direction, de la nature des relations entre les professionnels de la santé ainsi que de la configuration et des caractéristiques physiques des lieux.

TERMES CLÉS

aptitude à l'engagement

climat social

compatibilité

disposition

**guide d'évaluation des facteurs
    influant sur le partenariat
    de collaboration**

mode d'apprentissage

motivation

réceptivité

Chapitre 5

LES STRATÉGIES INFIRMIÈRES FAVORISANT L'ÉTABLISSEMENT DU PARTENARIAT DE COLLABORATION

Je parle de mon rôle aux gens et je leur demande comment ils voient le leur. J'emploie les mots « travailler ensemble » et je résume : « Voici ce que j'entends à propos du degré de participation que vous souhaitez, voici ce que je peux vous apporter et voici comment nous pouvons travailler ensemble. »

– Jane Chambers-Evans, infirmière

Après avoir lu ce chapitre, vous pourrez :
- mieux comprendre les éléments du partenariat de collaboration ;
- énumérer des stratégies et des techniques pouvant favoriser l'apparition de chaque élément du partenariat de collaboration dans la pratique ;
- reconnaître qu'une stratégie donnée peut favoriser l'apparition de plusieurs éléments du partenariat de collaboration.

Un grand nombre d'infirmières souhaitent travailler en collaboration avec les gens, mais la plupart d'entre elles ne savent trop comment procéder. Elles connaissent le partenariat de collaboration sur le plan théorique mais sa mise en pratique leur échappe. Elles ne sont pas certaines des paroles à prononcer et des comportements à adopter pour favoriser la pleine participation de la personne au processus. Le présent chapitre propose donc une multitude de stratégies auxquelles les infirmières pourront recourir pour établir et maintenir des partenariats de collaboration.

Nous avons indiqué au chapitre 2 que les ingrédients essentiels du partenariat de collaboration sont le partage du pouvoir, l'ouverture d'esprit et le respect, l'attitude non critique et l'acceptation, la capacité de tolérer l'ambiguïté ainsi que la conscience de soi et l'introspection. Ces attributs, l'infirmière doit les acquérir, les renforcer et les conserver pour parvenir à l'établissement de partenariats de collaboration. Tous sont interdépendants. Autrement dit, le fait d'employer une stratégie infirmière pour favoriser l'apparition d'un élément peut se répercuter sur les autres, que l'infirmière le veuille ou non.

La liste des stratégies décrites ici n'est pas exhaustive. À force de travailler en collaboration, l'infirmière trouvera cette approche de plus en plus naturelle et découvrira certainement une foule de stratégies qu'elle pourra graduellement ajouter à son répertoire.

LES STRATÉGIES FAVORISANT LE PARTAGE DU POUVOIR

Le processus de collaboration s'amorce dès que l'infirmière aborde la personne de manière à préparer le terrain pour l'établissement d'un partenariat, c'est-à-dire lorsque l'infirmière cherche à équilibrer le pouvoir. Les **stratégies de partage du pouvoir** visent à transmettre le message suivant : « Votre point de vue sur votre propre situation est de la plus haute importance et, si vous le voulez, vous pouvez jouer un rôle de premier plan dans la gestion de vos soins. » L'infirmière peut lancer ce message de façon explicite, à travers ses énoncés, et de façon implicite, à travers le langage, les actions et les comportements qu'elle choisit consciemment.

Rappelez-vous qu'au cours d'une rencontre avec une personne, tous les comportements et tous les énoncés de l'infirmière véhiculent un message sur la répartition du pouvoir dans la relation et révèlent ses croyances et ses valeurs à l'égard du partenariat de collaboration. Même des comportements en apparence anodins peuvent être chargés de sens. Qu'y a-t-il de plus banal, par exemple, que de s'asseoir derrière un bureau ? Mais que communique cette action quant au pouvoir de l'infirmière ? Pensez-vous qu'on émet un message différent en s'asseyant à côté de la personne ? Si l'infirmière n'adhère au partenariat de collaboration qu'en parole et non en action, elle a peu de chances d'y parvenir.

Le partage du processus décisionnel est une caractéristique fondamentale du partenariat de collaboration. Par conséquent, plusieurs des stratégies infirmières visant le partage du pouvoir dans la relation ont trait à la prise de décision. Dans un partenariat de collaboration, l'infirmière invite la personne à participer aux décisions reliées à de nombreux aspects de leur travail commun, dont l'horaire des rencontres, les sujets à traiter, les priorités et les modalités de résolution d'un problème.

Employer un langage qui véhicule l'idée de partenariat

Le langage que les professionnels de la santé emploient dans leurs interactions avec les gens reflète la répartition du pouvoir dans la relation (Haug, 1996). Les mots que l'infirmière choisit pour aborder les gens, pour s'adresser à eux, pour expliquer une intervention ou un diagnostic ou pour discuter des décisions reliées aux soins traduisent ses idées sur le pouvoir et l'autorité. Par exemple, de nombreux médecins appellent les gens par leurs prénoms tout en conservant pour eux-mêmes le titre de « docteur ». Cette pratique répandue entretient l'inégalité du pouvoir. Certaines infirmières, par ailleurs, ont pris le parti opposé. Elles appellent les gens par leurs noms de famille mais n'emploient pour elles-mêmes que leurs prénoms, affaiblissant ainsi leur position de pouvoir. Dans un partenariat de collaboration, l'infirmière doit désigner tout le monde, elle y compris, par le nom de famille.

L'emploi du vocabulaire médical peut accentuer l'inégalité du pouvoir entre l'infirmière et la personne. Une étude portant sur des personnes atteintes de diabète (Patterson, 2001) a révélé que l'emploi d'un jargon médical que les patients ne comprenaient pas renforçait le pouvoir des professionnels de la santé aux yeux des patients et créait une distance entre eux. Dans un partenariat de collaboration, l'infirmière doit évaluer les connaissances de la personne en matière de terminologie médicale et employer un langage adapté à l'éducation, à l'expérience et aux connaissances de son interlocuteur.

Afin d'établir que le pouvoir est partagé dans la relation, l'infirmière peut utiliser le pronom *nous* pour désigner les personnes qui participent au processus, celles qui prendront les décisions et celles qui accompliront le travail (c'est-à-dire l'infirmière, la personne et les membres de sa famille). Lors des premières rencontres en particulier, l'infirmière peut formuler des phrases comme : « Nous allons travailler ensemble à résoudre le problème que vous venez de mentionner » ou « Nous allons chercher le meilleur moyen de surmonter cet obstacle. »

La création d'analogies éloquentes pour la personne peut constituer un moyen très efficace d'exprimer l'idée de la collaboration. Par exemple, au lieu de dire « Nous allons travailler ensemble » ou « Mon rôle est de vous aider à trouver le meilleur moyen de... » l'infirmière pourrait lancer : « Je marcherai à vos côtés tout au long de cette expérience. » Si l'infirmière estime que la personne ne participe pas activement et souhaite la sensibiliser à cette inégalité du pouvoir, elle peut lui dire qu'elle a le sentiment de « la tirer par la main » au lieu de « marcher à ses côtés ». L'infirmière ne doit utiliser cette dernière stratégie qu'à un moment où la relation est bien établie et où la personne est déjà assurée du respect et de la solidarité de l'infirmière. Les meilleures analogies sont celles qui ont une résonance particulière pour la personne. Ainsi, l'infirmière qui travaille auprès d'un homme ou d'une femme d'affaires a intérêt à puiser dans le vocabulaire des affaires et à parler par exemple d'une « entreprise commune ». De même, l'infirmière qui s'adresse aux membres d'une famille d'agriculteurs choisira des images inspirées de leur univers.

Expliquer l'approche de collaboration et ses bénéfices

L'infirmière devrait discuter ouvertement de l'approche de collaboration avec les personnes dont elle s'occupe. Elle devrait décrire son rôle et celui de la personne, expliquer le caractère conjoint du travail et souligner que la personne a un rôle important à jouer dans le travail entrepris. Des personnes atteintes du cancer ont indiqué qu'elles ne comprenaient pas toujours ce que les professionnels attendaient d'elles et estimaient qu'ils auraient dû leur préciser qu'elles avaient leur mot à dire (Sainio, Eriksson et Lauri, 2001). Il est particulièrement important de faire cette mise au point auprès des personnes qui désirent s'associer aux professionnels de la santé pour gérer leurs soins mais qui se sentent incapables d'exprimer leurs opinions ou qui hésitent quant à la manière (Roberts, 2002).

L'infirmière pourrait s'exprimer comme suit : « Beaucoup de gens m'ont dit qu'ils aimaient travailler avec moi pour prendre les décisions reliées à la prise en charge de leur maladie. Ma méthode sera donc de vous faire jouer un rôle actif dans vos soins. Qu'en pensez-vous ? » L'infirmière doit aussi expliquer clairement les rôles et les responsabilités de chaque partenaire. Rappelez-vous qu'un bon partenariat de collaboration repose sur une compréhension approfondie de ces attributions. Les tâches de l'infirmière et celles de la personne doivent être clairement définies. L'infirmière doit présenter son rôle et son expertise et indiquer ce qu'on peut attendre d'elle. Elle doit en plus préciser ce qu'elle attend de la personne, déterminer ce que la personne attend d'elle et déceler ce que la personne s'attend à investir. Ces éclaircissements permettent à l'infirmière de faire correspondre le partenariat de collaboration le plus parfaitement possible aux besoins de la personne. Le fait de discuter franchement de la participation de la personne au processus décisionnel rend vraisemblablement la relation plus satisfaisante et plus agréable, tant pour la personne que pour l'infirmière (Walker et Dewar, 2001). Jane Chambers-Evans, une infirmière spécialisée dans les soins intensifs, explique comment elle procède dans son unité : *Je parle de mon rôle aux gens et je leur demande comment ils voient le leur. J'emploie les mots « travailler ensemble » et « prendre ensemble les décisions ». Il m'arrive de résumer les discussions en disant : « Voici ce que j'entends à propos du degré de participation que vous souhaitez, voici ce que je peux apporter et voici comment nous pouvons entamer notre travail commun. »*

Demander l'opinion ou le point de vue de la personne

Dans un partenariat de collaboration, l'infirmière accorde beaucoup d'attention à l'opinion et au point de vue de la personne (Lenrow et Burch, 1981). Puisqu'elle sait que les perceptions des gens influent sur leurs comportements, elle doit d'abord demander : « Dites-moi comment vous voyez la situation », « Selon vous, quelles sont les causes de cette situation ? » ou « Expliquez-moi comment vous voyez ceci. » L'infirmière peut aussi poser les questions suivantes : « Selon vous, qu'est-ce qui pourrait fonctionner ou non ? » ou « Qu'est-ce qui vous a aidé dans le travail que nous avons fait ensemble ? »

L'infirmière doit recourir à des stratégies pour amener la personne à développer ou à interpréter l'information qui lui sert à construire sa compréhension de la situation. Pour inciter la personne à développer, elle peut par exemple demander : « N'avez-vous pas déjà mentionné que votre mari était malade lui aussi ? Pouvez-vous m'en dire plus ? » Et pour favoriser l'interprétation, elle peut demander : « Existe-t-il d'autres façons de voir cette situation ? » Non seulement ces stratégies amènent-elles la personne à exprimer son point de vue, mais elles l'aident également à discerner ses sentiments et ses idées. On ne peut posséder de pouvoir dans un partenariat de collaboration si l'on ne peut reconnaître, nommer et exprimer ses sentiments et ses idées.

Exprimer son opinion ou son point de vue

Dans un partenariat de collaboration, l'infirmière aide la personne à se rendre compte qu'il existe peut-être d'autres points de vue que le sien sur la situation. Elle peut dire : « On pourrait aussi voir la situation comme ceci… » ou « Une autre personne pourrait voir la même situation différemment… Y avez-vous déjà pensé ? » L'infirmière doit choisir avec soin le moment où elle exprime son point de vue, en tenant compte du contexte et de l'historique de la relation (*voir* la section intitulée « Les stratégies favorisant l'expression de l'ouverture d'esprit et du respect »). Il faut beaucoup de doigté pour choisir le moment où l'on exprimera une opinion et déterminer jusqu'où l'on ira. L'infirmière qui n'a pas une idée claire de sa manière et de ses raisons de s'exprimer risque de saboter son intervention. Si elle expose son point de vue prématurément, elle peut humilier ou accabler la personne et, par le fait même, obtenir un résultat contraire à ses intentions.

Inviter la personne à participer à la diffusion de l'information

Le partage du pouvoir repose sur le **partage de l'information.** La personne qui possède ou maîtrise l'information a plus de pouvoir que celle qui se trouve dans la situation opposée. Dans le modèle hiérarchique traditionnel, c'est l'infirmière qui recueille l'information et qui en régit la diffusion. Et pour ce faire, elle pose un grand nombre de questions. Une étude par observation portant sur les interactions entre des infirmières visiteuses et leurs clients a révélé que de longues périodes des visites à domicile étaient consacrées au questionnement, ce qui conférait aux infirmières la maîtrise des interactions (Mitcheson et Cowley, 2003). Les infirmières observées lors de cette étude, de même que de nombreuses autres (Henderson, 2003), donnaient une grande quantité de conseils et d'information, même quand les clients indiquaient qu'ils n'en avaient que faire. Pire, les infirmières n'invitaient les clients à poser des questions qu'après avoir elles-mêmes posé toutes les leurs. Cette méthode de collecte des données visait à faire participer les gens à la détermination de leurs besoins, mais elle engendrait l'effet contraire.

Dans un partenariat de collaboration, l'infirmière recourt à des stratégies qui permettent à la personne de maîtriser le processus. L'infirmière comprend en outre que la personne doit participer à la diffusion de l'information. Certes, l'infirmière recueille l'information, mais elle passe beaucoup moins de temps à questionner la personne. Elle pose des questions ouvertes en vue d'aider la personne à raconter son histoire à son gré. Dans un partenariat de collaboration, la personne a son mot à dire quant au type et à la quantité d'information qui peut être divulguée ainsi qu'au moment et à l'endroit pour le faire. L'infirmière doit demeurer attentive aux signaux non verbaux qu'émet la personne afin d'évaluer si celle-ci est toujours à l'aise de fournir l'information. L'infirmière peut par exemple demander : « Selon vous, quels sont les éléments d'information qu'il est important que je connaisse à propos de cette situation ? »

Inviter la personne à participer à l'établissement du rythme de travail (*pacing*)

Il existe un moyen simple de partager le pouvoir : faire participer la personne à l'établissement du calendrier des rencontres dans la mesure où la chose est possible et appropriée. Dans l'approche hiérarchique traditionnelle, c'est souvent la personne qui doit s'adapter à l'horaire du professionnel de la santé. Dans un partenariat de collaboration, au contraire, l'infirmière respecte l'emploi du temps de son vis-à-vis autant que le sien. De même, elle croit en la capacité de la personne de déterminer la fréquence et le moment des rencontres. L'infirmière, par exemple, peut demander : « Selon vous, quand serez-vous prêt à poursuivre notre discussion d'aujourd'hui ? » ou « Vous sentez-vous prêt en ce moment à aborder ce problème ou cet objectif ? » L'infirmière doit exercer son jugement professionnel pour discerner les occasions où il vaudrait mieux qu'elle prenne elle-même ces décisions. Même dans les relations traditionnelles, il arrive fréquemment que les gens influent sur le rythme de travail, mais ils le font de manière plus subtile, en choisissant par exemple de manquer des rendez-vous ou de déroger au plan de traitement. Ils se perçoivent en revanche comme des partenaires à part entière quand l'infirmière partage avec eux le pouvoir de décider du rythme et de l'horaire des rencontres.

Raleen Murphy, une de nos anciennes étudiantes des cycles supérieurs, relate une situation qui illustre l'importance du rythme : *Un client se présente à la clinique pour une mesure de la pression artérielle. Elle est au-dessus de la*

*limite normale. Je fais une suggestion : « Que diriez-vous de voir un médecin ?
Nous pourrions vous arranger ça. » Le client refuse catégoriquement. Voulant
respecter son choix sans pour autant négliger le problème, je réponds : « Si je
ne peux pas vous convaincre de rester et de voir le médecin, puis-je au moins
vous proposer de revenir au début de la semaine prochaine ? Si votre pression est
encore élevée, accepteriez-vous de consulter le médecin ? » Le client accepte avec
empressement en disant : « Oh oui ! Je vais certainement revenir la semaine
prochaine pour faire mesurer ma pression à présent que je sais qu'elle est haute. »*

Diane Lowden, une infirmière qui travaille auprès de personnes atteintes de
sclérose en plaques, laisse les gens décider du moment du prochain rendez-vous
avec elle : *Il y a des moments où les personnes atteintes de sclérose en plaques
se sentent bien. C'est alors qu'elles me consultent moins, car elles veulent
profiter du répit que leur laisse la maladie. Elles ont besoin de cesser d'y penser
et d'en parler pendant un moment. Il arrive qu'elles se présentent parce que
leur neurologue veut surveiller certains paramètres médicaux. Alors je leur
demande : « Aimeriez-vous qu'on se rencontre ? » ou « Est-ce une bonne journée
pour qu'on se voie ? » Si elles regardent leur montre et me répondent qu'elles
ont un client à voir, je comprends que le besoin ne se fait pas sentir à ce moment-
là. Collaborer, c'est être réceptive aux signaux indiquant que les gens ont
besoin de prendre un peu de distance. Il faut néanmoins se tenir prête à entrer
en action s'ils expriment un nouveau besoin relié soit à l'évolution de leur
maladie, soit à une situation sociale ou familiale qui les préoccupe beaucoup.*

Établir avec la personne les modalités de la relation

L'infirmière doit discuter avec la personne des modalités de leur travail
commun. Lucia Fabijan, une infirmière qui travaille auprès de personnes
atteintes de maladies mentales, mentionne qu'elle recourt fréquemment à cette
stratégie dans sa pratique. Elle tient les propos suivants à ses patients : *Qu'en
diriez-vous si nous travaillions ensemble pendant une période de x semaines ?
Après quoi nous pourrions évaluer ce que nous avons accompli, ce qui a donné
de bons résultats et ce qui n'a pas fonctionné. Nous pourrions alors décider de
poursuivre ou pas notre travail. Nous allons travailler ensemble tant qu'il nous
semblera approprié de le faire.*

Lucia Fabijan a appris que le fait de fixer une échéance claire favorise grandement l'évaluation du travail et des progrès accomplis, tant pour l'infirmière
que la personne. Cette stratégie donne en outre à la personne le pouvoir de
décider de l'avenir de la relation.

Amener les personnes à résoudre leurs problèmes au lieu de les résoudre à leur place

Dans un partenariat de collaboration, l'infirmière a pour rôle de soutenir l'aptitude à la résolution de problème chez la personne et non de résoudre le problème à sa place. Jane Chambers-Evans élabore sur le sujet : *L'une des choses auxquelles je dois porter une attention particulière, c'est d'éviter de jouer le rôle de sauveteur et de me substituer à la personne. Les gens doivent prendre une part des responsabilités, autrement ils n'acquièrent pas les habiletés dont ils vont avoir besoin. En fait, les infirmières ont tendance à vouloir résoudre tous les problèmes, particulièrement en situation de crise. Il n'y a rien à y gagner.*

Les cliniciennes ont mis au point un certain nombre de méthodes et de techniques qui peuvent faciliter la résolution de problème en collaboration. Nous les présentons dans la section qui suit.

Aider les personnes à discerner, formuler, préciser et hiérarchiser leurs intentions

L'infirmière doit structurer une discussion ou une série de discussions qui aideront la personne à discerner, formuler, préciser et hiérarchiser ses intentions ou ses besoins. Elle peut poser des questions comme : « Sur quoi aimeriez-vous que nous travaillions ensemble ? » ; « Imaginez-vous dans un mois d'ici. Qu'aimeriez-vous voir ? » ; « Je me demande comment vous comptez utiliser votre temps. » Nous avons déjà décrit cette technique au chapitre 3, dans la section intitulée « Phase 2 : focaliser ».

L'infirmière doit aider la personne à faire un remue-méninges ou à étudier les différentes possibilités qui s'offrent à elle. Nous avons indiqué au chapitre 3 que la technique du remue-méninges peut être utilisée au cours de la phase d'exécution du modèle en spirale du partenariat de collaboration. L'infirmière peut s'exprimer comme suit pour inciter la personne à chercher des solutions : « Essayons de trouver le plus grand nombre possible de moyens pour composer avec … (*nommer la situation*). Nous ne nous demanderons pas si ces moyens seront efficaces ou non. Nous y réfléchirons plus tard. Pour l'instant, tout ce que nous voulons, c'est trouver le plus d'idées possible. À vous de commencer. Que pourriez-vous faire ? » (L'infirmière ajoute ensuite ses propres idées.) Si la personne a de la difficulté à produire des idées, l'infirmière peut commencer ou proposer à la personne d'énoncer une idée à tour de rôle.

Éviter de dire à la personne quoi faire

Dans certaines situations, il peut arriver que l'infirmière ressente le besoin de dire à la personne quoi faire, mais elle doit se refréner. Si une personne lui demande quoi faire, elle peut employer la technique qui consiste à lui relancer la question : « C'est souvent la personne elle-même qui sait ce qui lui convient le mieux. Selon vous, quel est le meilleur choix pour vous ? »

À titre de partenaire dans la relation, l'infirmière doit faire des suggestions, mais tout est dans le choix du moment. L'infirmière doit demander l'opinion de la personne avant d'émettre la sienne. Elle doit aussi s'exprimer de manière à bien faire comprendre à la personne qu'elle est libre d'accepter ou non les suggestions. Elle peut notamment utiliser des tournures comme : « Je me demande si… » et « Est-ce que ça fonctionnerait si nous essayions de… ? »

L'encadré 5.1 présente une liste des stratégies favorisant le partage du pouvoir.

Encadré 5.1	Les stratégies favorisant le partage du pouvoir

- Employer un langage qui véhicule l'idée de partenariat
- Expliquer l'approche de collaboration et ses bénéfices
- Demander l'opinion ou le point de vue de la personne
- Exprimer son opinion ou son point de vue
- Inviter la personne à participer à la diffusion de l'information
- Inviter la personne à participer à l'établissement du rythme de travail
- Établir avec la personne les modalités de la relation
- Amener les personnes à résoudre leurs problèmes au lieu de les résoudre à leur place
- Aider les personnes à discerner, formuler, préciser et hiérarchiser leurs intentions
- Éviter de dire à la personne quoi faire

LES STRATÉGIES FAVORISANT L'EXPRESSION DE L'OUVERTURE D'ESPRIT ET DU RESPECT

L'ouverture d'esprit, l'un des éléments clés du partenariat de collaboration, s'acquiert au moyen de francs dialogues au cours desquels chaque partenaire se sent libre d'exprimer ses opinions. L'infirmière et la personne doivent être ouvertes l'une à l'autre, car l'ouverture d'esprit est signe de respect.

Au cours des premières rencontres, l'infirmière encourage la personne à manifester de l'ouverture d'esprit mais doit exprimer ses propres opinions avec circonspection. En effet, certaines personnes se sentent intimidées quand l'infirmière exprime son point de vue en premier et risquent alors de se fermer. Un excès de spontanéité de la part de l'infirmière peut laisser croire à la personne que son opinion a moins de valeur que celle de l'infirmière.

Une fois que l'infirmière commence à connaître la personne, comprend son point de vue et estime que la confiance est établie, elle peut se permettre d'exprimer ses propres opinions plus librement. Dans certaines situations, le partenariat de collaboration exige que l'on présente au client un point de vue différent du sien, que l'on remette ses idées en question ou qu'on l'invite à voir les choses sous un autre angle. L'infirmière Gillian Taylor explique : *Collaborer, ce n'est pas seulement être gentille. C'est un processus qui vous donne la latitude d'émettre un point de vue différent. Chaque fois qu'on le fait ou qu'on pose une question qui peut susciter du stress ou de l'inquiétude, il est important de commencer par un court préambule qui permet d'éviter que l'opinion ou la question soit mal interprétée ou mal reçue. Ces stratégies ont pour seul objectif de renforcer le partenariat de collaboration.*

Bien que le processus de collaboration dans son ensemble exprime le respect, l'infirmière peut utiliser les stratégies qui suivent pour en démontrer encore plus à l'égard de la personne, de ses sentiments, de ses points de vue, de ses opinions et de ses capacités.

Tenir les rencontres en privé

Certaines personnes ont besoin d'intimité pour se confier. L'infirmière doit être sensible à ce besoin et tenir compte des effets potentiels de l'environnement physique sur la personne. Elle doit ensuite créer les conditions propices à l'ouverture d'esprit. Cette stratégie revêt beaucoup d'importance pour Jane Chambers-Evans, qui travaille dans une unité de soins intensifs : *Il faut aménager un lieu privé pour la famille. Il faut créer un espace pour la discussion afin de démontrer aux membres de la famille qu'ils bénéficient de toute notre attention et que nos conversations restent confidentielles.*

Réserver du temps pour des rencontres avec la personne

Il est important que l'infirmière montre à la personne que ses propos l'intéressent et qu'elle lui permette de s'exprimer sans précipitation. L'une des stratégies les plus simples pour témoigner un intérêt authentique et, par conséquent, du respect consiste à écouter attentivement la personne et à lui accorder une attention pleine et entière (Bidmead, Davis et Day, 2002 ; Robinson, 1996 ; Thorne et Robinson, 1988). Autrement dit, l'infirmière évitera toute interruption (téléphone y compris) pendant les rencontres. Par ailleurs, l'infirmière doit veiller à l'objet et à la formulation de ses questions. Elle manifeste par exemple un intérêt authentique en posant des questions sur des événements dont elle connaît pertinemment l'importance pour la personne. Enfin, l'infirmière ménagera suffisamment de temps entre les rendez-vous ou les activités, de manière à ce que ni elle ni la personne ne se sentent bousculées (Jansson, Petersson et Uden,

2001). Comme l'a déjà dit une infirmière en soins palliatifs : « Agissez comme si vous n'aviez rien d'autre à faire » (Bottorff et al., 2000).

Reconnaître verbalement et non verbalement les sentiments de la personne et les valider

Reconnaître les sentiments d'une personne a pour effet de lui indiquer que l'on a correctement perçu et interprété son état émotionnel. Reconnaître les sentiments sans poser de jugement exprime le respect. L'infirmière Margaret Eades décrit une situation qui se produit fréquemment lors de ses premières rencontres avec des patients qui viennent de recevoir un diagnostic de cancer : *Parfois, j'essaie de communiquer, mais la personne est en colère ou ne veut pas me voir. Je respecte ses sentiments. Alors je dis : « Vous avez le droit d'être en colère. Ce n'est peut-être pas le meilleur moment pour me présenter. Mais je vais être brève. Voici qui je suis et voici comment me joindre. Je vais revenir. » Le fait d'indiquer à la personne qu'elle a le droit d'être en colère, de lui témoigner du respect et de reconnaître ses sentiments ouvre souvent la porte. Invariablement, la situation s'est beaucoup améliorée quand je reviens.*

Cet exemple illustre non seulement l'importance du respect mais aussi celle de la synchronisation des actions infirmières aux besoins ponctuels de la personne. Dans ce cas-ci, l'infirmière a reconnu les sentiments de la personne et, en outre, elle a validé sa réaction émotionnelle. Cette stratégie ne vaut pas que pour les adultes. Gillian Taylor cite un exemple tiré de sa pratique auprès d'enfants d'âge préscolaire : *Le respect de l'enfant fait partie intégrante de la culture des soins infirmiers en pédiatrie. Le défi, c'est quand un enfant ne veut absolument pas adhérer à l'objectif de la visite en clinique car il s'y passera des choses fort désagréables. Il est intéressant de voir le tour que prend le travail en collaboration avec une mère et un enfant quand celui-ci, surtout s'il a moins de quatre ans, remet ses mitaines et son chapeau et se dirige vers la porte dès son arrivée. Si je tiens à utiliser l'approche de collaboration avec cet enfant, je dois lui montrer du respect et reconnaître verbalement et non verbalement sa détresse, sa frustration et son irritation. Alors je dis par exemple : « Eh bien, elle n'a pas l'air de trouver que ce vaccin contre la grippe est une bonne idée. Quelle assurance ! Regardez-la s'en aller dans le corridor. Selon vous, à quel moment va-t-elle se retourner ? » J'utilise l'humour pour faire comprendre à la mère que je trouve normal le comportement de l'enfant.*

Dans cet exemple, l'infirmière a reconnu les sentiments de l'enfant et les a verbalisés à l'intention de la mère. Elle a aussi présenté le comportement de l'enfant sous un jour positif (en soulignant que la fillette a confiance en elle et communique clairement ses intentions). Elle a ainsi signalé à l'enfant et à sa mère que le refus de collaborer était compréhensible et normal dans les circonstances. La fillette a tout de même reçu son injection, mais sa détresse a été reconnue et validée.

Déceler et commenter les forces de la personne

La stratégie qui consiste à déceler et à nommer les forces de la personne montre que l'infirmière constate et respecte la connaissance que la personne a d'elle-même et de sa maladie (Leahy et Harper-Jaques, 1996 ; Tapp, 2000). Il n'est pas étonnant que cette stratégie se soit révélée remarquablement efficace. Elle peut en effet contribuer à renforcer un sentiment de valeur personnelle miné par le stress et la vulnérabilité. Et c'est justement en période de stress et de vulnérabilité que les gens rencontrent le plus souvent des infirmières. Cette stratégie facilite particulièrement le travail de l'infirmière auprès des personnes difficiles, dans la mesure où le fait de se concentrer sur les forces modifie les perceptions. Lucia Fabijan précise : *Je nomme toutes les forces que je peux trouver et je les commente. Je commence au début de la relation et je continue jusqu'à la fin. Pour moi, c'est la clé. Cela m'aide souvent à étendre la discussion à d'autres sujets.*

Il existe plusieurs manières de déceler les forces d'une personne. L'infirmière peut premièrement poser directement la question : « Pour quoi êtes-vous doué ? » ; « Quels sont les talents que les autres vous reconnaissent ? » (Feeley et Gottlieb, 2000). L'infirmière peut aussi observer le comportement de la personne, relever ses forces et faire part de ses observations. Une fois que sont définies les forces de la personne, l'infirmière doit les commenter de manière précise et descriptive : « J'ai remarqué que vous êtes très encourageante pour votre mari quand vous lui dites qu'il a l'art de parler aux enfants et de les calmer. »

Se montrer disponible

Se montrer disponible indique à la personne que l'on est sensible à ses besoins. L'infirmière peut exprimer sa disponibilité de plusieurs façons et notamment en décrivant les types de préoccupations qu'elle est prête à aborder avec la personne. Lucia Fabijan explique : *Il est aussi très important d'être prête à entendre les questions et les préoccupations qu'ont les gens à d'autres sujets. Il faut mentionner que l'on est disponible entre les rendez-vous que l'on a fixés. J'indique à mes patients qu'ils peuvent me téléphoner à n'importe quel moment et que je les rappellerai. Et puis, bien entendu, je dois tenir parole et les rappeler. C'est une stratégie simple mais je pense qu'elle est extrêmement efficace et qu'elle renforce vraiment le partenariat de collaboration.*

L'infirmière Diane Lowden ajoute : *J'offre à la personne de travailler sur les répercussions familiales de sa maladie, puis je lui explique comment je vois mon rôle et comment nous pourrions travailler ensemble au fil des jours. Il n'est pas rare que la personne me rappelle trois mois plus tard et me dise : « Vous m'aviez dit que nous pourrions nous rencontrer pour parler de tel ou tel sujet. Je pense que j'aimerais que nous nous voyions maintenant. » C'est comme semer une idée. On attend de voir si les gens vont saisir les occasions qu'on leur a offertes.*

Demander périodiquement des nouvelles de la personne

En exprimant sa disponibilité à la personne, l'infirmière l'invite en quelque sorte à faire les premiers pas. Or, l'infirmière peut donner suite à ses propos et prendre l'initiative de communiquer avec la personne. En prenant périodiquement des nouvelles de la personne et en s'informant systématiquement d'un sujet donné, l'infirmière crée un climat d'ouverture. Il peut être particulièrement utile de faire coïncider les « vérifications » avec des étapes critiques de la maladie ou de la vie de la personne. Ainsi, il arrive souvent que les infirmières appellent les patients au moment du congé ou à la date anniversaire du décès d'un être cher. Lucia Fabijan cite un fait vécu : *J'ai travaillé avec un jeune homme pendant deux ans et demi. Nous avons atteint son principal objectif et nous nous voyons moins souvent. Mais je n'ai pas oublié ses objectifs secondaires. Alors je l'appelle de temps en temps pour voir où il en est, juste pour prendre contact avec lui. L'un de ses objectifs secondaires était de devenir plus indépendant. Je l'appelle à l'occasion et je lui dis : « Il y longtemps, vous m'aviez dit que vous vouliez devenir plus indépendant. Est-ce que cela fait encore partie de vos intentions ? »*

Non seulement cette stratégie témoigne-t-elle de la disponibilité de l'infirmière, mais elle traduit également la pérennité de son intérêt envers la personne.

L'encadré 5.2 présente une liste des stratégies favorisant l'expression de l'ouverture d'esprit et du respect.

Encadré 5.2	Les stratégies favorisant l'expression de l'ouverture d'esprit et du respect

- Tenir les rencontres en privé
- Réserver du temps pour des rencontres avec la personne
- Reconnaître verbalement et non verbalement les sentiments de la personne et les valider
- Déceler et commenter les forces de la personne
- Se montrer disponible
- Demander périodiquement des nouvelles de la personne

LES STRATÉGIES FAVORISANT L'EXPRESSION DE L'ATTITUDE NON CRITIQUE ET DE L'ACCEPTATION

Nous avons indiqué au chapitre 2 que l'attitude non critique constituait un élément essentiel du partenariat de collaboration. L'infirmière doit en effet adopter une approche non critique en tout temps, mais particulièrement dans les situations fertiles en émotions intenses, pour elle ou pour la personne. Au début d'un partenariat de collaboration, la personne peut divulguer des secrets ou évoquer des événements douloureux afin de vérifier si l'infirmière va la juger. La personne se trouve ainsi à mesurer jusqu'où elle peut aller dans ses confidences. L'infirmière Deborah Moudarres nous donne plus de détails : *En psychiatrie, les patients ont souvent de forts sentiments de honte et de culpabilité parce qu'ils ont l'impression d'avoir fait quelque chose de mal. Il est très important d'avoir une attitude d'acceptation dès le départ, tant pour gagner la confiance de la personne que pour établir un partenariat de collaboration. Certaines personnes sont très réservées. Elles se demandent jusqu'à quel point elles peuvent se livrer. Les clients doivent s'assurer que l'infirmière est digne de leur confiance. Alors ils peuvent nous mettre à l'épreuve pour voir ce que nous allons faire avec l'information. Les gens cherchent à voir si nous portons un jugement. Ils cherchent à connaître les limites de notre acceptation face aux événements de leur vie et à leur manière de composer avec.*

Les infirmières ont mis au point un certain nombre de stratégies qui les aident à conserver une attitude non critique et à communiquer leur acceptation. Le comportement verbal et non verbal joue ici un rôle aussi important que dans le partage du pouvoir.

Dissimuler la surprise, l'inquiétude ou le choc

Il arrive que les gens confient à l'infirmière des détails intimes de leur vie. Or, l'infirmière peut être entraînée par sa culture ou son système de valeurs à juger défavorablement leur conduite. Elle peut même avoir une réaction de surprise ou de choc si elle manque d'expérience. Elle doit cependant censurer ses réactions verbales et non verbales de manière à n'exprimer aucun jugement et à conserver une attitude non critique. C'est à cette condition, en effet, que la personne continuera de lui confier des renseignements personnels. Deborah Moudarres nous fait part de son opinion sur le sujet : *Il faut apprendre la bonne manière de réagir dans ces situations. Il y a des moments où on aimerait pouvoir dire : « Stop ! C'est assez ! Je n'en crois pas oreilles ! » Mais on ne peut pas réagir comme ça si on veut être une collaboratrice efficace.*

Dans les situations où l'infirmière est prise au dépourvu par un comportement inattendu, elle doit éviter d'embarrasser ou d'humilier la personne par sa propre réaction. L'infirmière Cindy Dalton se rappelle par exemple un homme et une femme avec lesquels elle a travaillé pendant plus d'un an. Il lui avait fallu un certain temps pour gagner la confiance du couple. Lors d'un examen physique de routine, elle fut quelque peu désarçonnée de constater que l'homme portait un sous-vêtement féminin, c'est-à-dire une petite culotte en soie rouge. Cindy savait pertinemment qu'un commentaire ou une marque de surprise embarrasseraient l'homme et saboteraient un partenariat de collaboration qui avait mis des mois à se construire.

Éviter de feindre qu'on n'a pas entendu

Quand une personne divulgue une information délicate ou embarrassante, certaines infirmières choisissent de l'ignorer ou de feindre qu'elles n'ont rien entendu. D'autres changent tout simplement de sujet. Or, la réaction non critique consisterait à signaler qu'on a entendu : « Je suis contente que vous me le disiez » ; « Cela a dû être très difficile pour vous » ; « J'ai déjà entendu ça » (si tel est le cas) ; « D'autres personnes m'ont déjà dit que… » ; « J'apprécie votre franchise à propos d'une chose qui semble avoir été très pénible » ; « Oui, nous pouvons en parler. »

Éviter de critiquer

L'estime de soi permet à la personne de croire qu'elle peut agir en tant que partenaire et contribuer au travail de collaboration (Kasch, 1986). La critique ne peut que la dévaloriser. Une personne qui manque de confiance en soi est particulièrement sujette à considérer un commentaire anodin comme une critique.

Traiter explicitement des sentiments ou des réactions qui pourraient paraître inacceptables

Il arrive que l'infirmière sente que la personne hésite à révéler un sentiment qu'elle pense inacceptable. L'infirmière peut alors prendre l'initiative de verbaliser ce sentiment. Elle signale ainsi que ce sentiment est très répandu et qu'elle comprend ce que vit la personne. L'infirmière Jackie Townshend cite un exemple tiré de sa pratique auprès d'enfants atteints de mucoviscidose : *Je rencontre un adolescent avec qui j'avais travaillé pendant qu'il était hospitalisé. Je veux étudier avec lui les répercussions de la maladie sur sa vie. Il est déprimé, et j'essaie de voir s'il y a un lien entre sa maladie chronique et son humeur. Je m'informe de ses pensées, de la place qu'occupe la maladie dans sa vie. Il me parle de ses traitements et il me donne toutes les « bonnes » réponses. Alors je m'arrête et je lui dis : « Je suis infirmière et je travaille beaucoup avec les gens. Je sais qu'ils essaient parfois de me donner les réponses qu'ils croient devoir donner pour me faire plaisir. Mais si tu veux répondre autre chose, ça va pour moi. D'autres adolescents m'ont déjà dit qu'ils détestent copieusement les traitements. C'est correct. » Quand je parle comme ça, je fais comprendre aux jeunes que je ne serai pas choquée, que je ne vais pas leur sauter dessus, que ça va. Je pense que ça traduit mon attitude non critique.*

L'encadré 5.3 présente une liste des stratégies favorisant l'expression de l'attitude non critique et de l'acceptation.

Encadré 5.3	**Les stratégies favorisant l'expression de l'attitude non critique et de l'acceptation**

- Dissimuler la surprise, l'inquiétude ou le choc
- Éviter de feindre qu'on n'a pas entendu
- Éviter de critiquer
- Traiter explicitement des sentiments ou des réactions qui pourraient paraître inacceptables

LES STRATÉGIES FAVORISANT LA SOUPLESSE OU LA CAPACITÉ DE TOLÉRER L'AMBIGUÏTÉ

Contrairement à ce qui se produit dans les autres formes de la relation infirmière-personne, la majeure partie du travail accompli au sein d'un partenariat de collaboration évolue en fonction des besoins et de la situation de la personne. Or, cette situation peut être instable (quand la personne est hospitalisée dans une unité de soins intensifs par exemple) ou au contraire évoluer lentement (en cas de maladie chronique par exemple). Pour que l'infirmière et la personne puissent réagir adéquatement et efficacement aux variations des conditions, leur relation doit être intrinsèquement flexible. L'infirmière doit maîtriser les habiletés et les stratégies nécessaires pour s'accommoder d'un emploi du temps qui varie au fil des circonstances.

Admettre qu'un partenariat de collaboration n'évolue pas toujours de manière prévisible

L'infirmière doit admettre qu'elle ne peut ni régir ni toujours prévoir les situations cliniques et les orientations que prend le travail en collaboration. Elle doit se faire à l'idée que la seule chose prévisible dans un partenariat de collaboration est l'imprévisibilité des gens et des situations. Tant d'événements se produisent dans la vie d'une personne que les circonstances peuvent l'amener à agir de manière contraire à ses intentions premières.

Accepter de se laisser guider par les personnes dont on s'occupe

L'infirmière doit être prête à se laisser guider par les personnes dont elle s'occupe et à changer de cap lorsque les circonstances l'imposent. La meilleure façon de travailler au sein d'un partenariat de collaboration consiste à s'ouvrir aux apports de l'autre, à s'y adapter et à agir en conséquence. Voici comment l'infirmière

Heather Hart voit les choses : *Si on veut vraiment travailler en collaboration avec les patients et les familles, il faut se laisser guider par eux. Ils déterminent le cours du travail autant, voire plus, que l'infirmière. Alors on ne peut pas avoir d'idée fixe quant au résultat. Le résultat n'apparaît pas toujours claire-ment pendant le travail avec les patients. Il change, car la vie change. Il faut être prête à avoir ce genre de souplesse, à prendre ce genre de risque. Il faut vivre avec le fait que les choses ne sont pas toutes claires dès le départ.*

L'encadré 5.4 présente une liste des stratégies favorisant la souplesse ou la capacité de tolérer l'ambiguïté.

Encadré 5.4	Les stratégies favorisant la souplesse ou la capacité de tolérer l'ambiguïté

- Admettre qu'un partenariat de collaboration n'évolue pas toujours de manière prévisible
- Accepter de se laisser guider par les personnes dont on s'occupe

LES STRATÉGIES FAVORISANT LA CONSCIENCE DE SOI ET L'INTROSPECTION

Un partenariat fructueux passe non seulement par la conscience de l'autre mais aussi par la conscience de soi. La conscience de soi suppose que l'infirmière comprenne les effets de la situation sur elle-même d'une part et les effets de son propre comportement sur son partenaire d'autre part. Elle doit discerner et observer constamment la dynamique de la relation. La conscience de soi s'acquiert par l'introspection, aussi appelée travail mental.

Selon Atkins et Murphy (1993), les trois phases du processus d'introspection sont : 1) prendre conscience de ses sentiments et de ses pensées ; 2) examiner la situation de façon critique ; 3) parvenir à une nouvelle compréhension de la rela-tion. L'introspection augmente la sensibilité de l'infirmière aux événements et l'aide à comprendre les effets de son propre comportement sur l'autre personne (Atkins et Murphy, 1993). Dans un partenariat de collaboration, l'introspection est une activité à laquelle se livrent l'infirmière autant que la personne, non seulement durant leurs interactions mais aussi avant et après (Greenwood, 1998). Il existe différentes manières de favoriser l'introspection dans la pratique infirmière.

Se poser des questions introspectives

Il est important que l'infirmière se pose des questions qui stimulent sa réflexion sur le partenariat de collaboration. Cela devrait même devenir une habitude.

Chaque infirmière peut établir une liste de questions clés qu'elle pourra se poser régulièrement afin d'analyser le déroulement de sa relation avec la personne. Les questions présentées dans l'encadré ci-dessous constituent un bon point de départ. L'infirmière peut les modifier pour les adapter à sa propre pratique. Elle peut aussi les proposer aux personnes dont elle s'occupe (Robinson, 1996).

Tenir un journal

Pour augmenter sa conscience de soi, approfondir sa compréhension et stimuler sa réflexion, l'infirmière peut consigner dans un journal ses expériences, ses sentiments et ses pensées. Ce journal peut prendre plusieurs formes, de la moins structurée à la plus structurée. La forme non structurée se caractérise par la spontanéité de l'écriture et la forme structurée, par la précision et la rigueur des paramètres. Dans un cas comme dans l'autre, il importe surtout que l'infirmière exprime les pensées et les sentiments qui lui sont venus lors d'une rencontre en particulier. Elle peut s'inspirer à cet effet de la technique décrite par Heath (1998), qui consiste à diviser une page en deux dans le sens de la longueur. On consigne les événements du côté droit et du côté gauche, les pensées, les sentiments, les réflexions et les analyses. Cette technique peut aussi servir à analyser

---

DES QUESTIONS PROPICES À L'INTROSPECTION

RÉFLEXION

- ☐ Qu'est-ce que j'essayais d'accomplir ?
- ☐ Pourquoi ai-je agi ainsi ?
- ☐ Quelles ont été les conséquences de mes actions ? Pour le patient et sa famille ? Pour moi-même ? Pour mes collègues de travail ?
- ☐ Comment voyais-je l'expérience au moment où je l'ai vécue ?
- ☐ Comment le patient la voyait-il ?
- ☐ Qu'est-ce qui me révèle le point de vue du patient ?

Autres stratégies possibles

- ☐ Aurais-je pu mieux composer avec la situation ?
- ☐ Quels étaient mes autres choix ?
- ☐ Quelles auraient été les conséquences de ces autres choix ?

Apprentissage

- ☐ Comment puis-je analyser cette expérience à la lumière de mes expériences passées ? Que puis-je en tirer pour l'avenir ?
- ☐ À présent, quel est mon point de vue sur l'expérience ?
- ☐ Ai-je pris des moyens efficaces pour m'aider moi-même et aider les autres à la suite de cette expérience ?
- ☐ Qu'est-ce que cette expérience a changé dans mes façons d'apprendre ?

Adapté de Johns, C. (1994). Nuances of reflection. *Journal of Clinical Nursing, 3*, 71-75.

un dialogue entre l'infirmière et la personne et à cerner la nature du partenariat de collaboration.

Discuter avec ses collègues

La discussion entre collègues peut aussi prendre plusieurs formes et notamment celles de l'entretien en petit groupe et de la consultation en tête à tête. L'objectif demeure le même : créer un forum où l'infirmière peut expliquer à d'autres le déroulement d'un partenariat de collaboration. Le forum permet à la « narratrice » de réfléchir et à ses interlocuteurs d'émettre leurs points de vue. En racontant ses expériences, l'infirmière doit souvent procéder à une forme d'analyse et d'intégration propice à l'éclosion d'idées nouvelles. Quant à ses interlocuteurs, ce sont souvent des personnes impartiales aptes à émettre des observations pertinentes sur le partenariat de collaboration. L'infirmière devrait participer régulièrement à des discussions entre collègues et les considérer comme une partie intégrante de sa pratique et de son perfectionnement.

L'encadré 5.5 présente une liste des stratégies favorisant la conscience de soi et l'introspection.

Encadré 5.5	Les stratégies favorisant la conscience de soi et l'introspection
<ul><li>Se poser des questions introspectives</li><li>Tenir un journal</li><li>Discuter avec ses collègues</li></ul>	

RÉSUMÉ

L'infirmière qui aspire à travailler en collaboration doit comprendre les éléments du processus, ses phases ainsi que les conditions propices à son établissement. Bien qu'essentielles, ces connaissances ne sont pas suffisantes. L'infirmière doit posséder en plus un vaste répertoire de stratégies qu'elle utilisera à bon escient et au bon moment pour passer de la théorie à la pratique.

Étant donné l'importance que revêt le partage du pouvoir dans un partenariat de collaboration, nous avons beaucoup insisté dans ce chapitre sur les stratégies visant à niveler l'inégalité du pouvoir entre l'infirmière et la personne. Il est impossible de réussir un partenariat de collaboration sans avoir résolu la question du partage du pouvoir et ce, même si l'on a mis tous les autres éléments en place. Les stratégies favorisant le partage du pouvoir ont trait notamment au langage que nous utilisons, aux explications que nous donnons sur le partenariat de collaboration et à la manière dont nous invitons les personnes à exprimer leurs opinions et leurs points de vue.

Pour favoriser l'ouverture d'esprit et le respect mutuel, deux autres éléments essentiels du partenariat de collaboration, l'infirmière peut créer un environnement propice à la confidentialité, valider les sentiments et les expériences de la personne, nommer et exploiter ses forces et faire montre de disponibilité. Par ailleurs, l'attitude non critique et l'acceptation indiquent à la personne que l'infirmière l'accueille telle qu'elle est et l'apprécie en tant que partenaire. Les stratégies favorisant l'attitude non critique consistent notamment à dissimuler sa surprise, à indiquer que l'on a bien entendu les propos de la personne même s'ils sont troublants, à éviter de critiquer et à traiter explicitement des sentiments ou des réactions qui pourraient paraître inacceptables.

Pour acquérir la souplesse et la capacité de tolérer l'ambiguïté qu'exige le partenariat de collaboration, l'infirmière doit admettre que le processus est imprévisible et elle doit s'adapter aux variations des conditions. Enfin, la conscience de soi aiguë que nécessite le partenariat de collaboration s'acquiert habituellement au moyen de l'introspection. Le questionnement introspectif, la tenue d'un journal et les discussions entre collègues sont au nombre des stratégies qui aiguisent la conscience de soi.

TERMES CLÉS

partage de l'information   **stratégies de partage du pouvoir**

Chapitre **6**

LES INDICATEURS DU PARTENARIAT DE COLLABORATION

La pierre de touche du partenariat de collaboration, c'est que la personne croie et sente qu'elle est partenaire dans la relation et se comporte en conséquence. Le même critère vaut pour l'infirmière.

— Laurie N. Gottlieb et Nancy Feeley

Après avoir lu ce chapitre, vous pourrez :
- reconnaître qu'il est important d'évaluer le partenariat de collaboration au fil du temps et des situations ;
- comprendre que certaines des stratégies qui favorisent le partenariat de collaboration peuvent aussi servir d'indicateurs de son existence ;
- nommer les indicateurs du partenariat de collaboration ;
- citer trois questions réflexives que l'infirmière peut se poser pour évaluer le degré de partage du pouvoir dans un partenariat de collaboration ;
- utiliser la liste de vérification des indicateurs du partenariat de collaboration.

Certains professionnels de la santé ne travaillent pas en collaboration même s'ils sont convaincus du contraire. Ils adhèrent au principe en pensée mais non en acte (Greenwood, 1998). Dans une étude de Walker et Dewar (2001), les aidants de patients âgés se sont déclarés insatisfaits de leur degré de participation à la prise des décisions reliées aux soins. Les professionnels de la santé, pour leur part, souscrivaient en théorie à la collaboration, mais agissaient conformément à l'approche hiérarchique traditionnelle. Le présent chapitre porte sur l'importance de l'évaluation périodique du partenariat de collaboration et décrit les indicateurs qui attestent son existence.

L'ÉVALUATION

Puisqu'il est possible d'adhérer à l'approche de collaboration sans pour autant la mettre réellement en pratique, l'infirmière doit se livrer périodiquement à une réflexion structurée sur la nature de sa relation avec la personne. Cette **évaluation** du partenariat de collaboration est un processus continu qui s'échelonne sur toute la durée de la relation, soit avant, pendant et après les rencontres. L'évaluation permet à l'infirmière d'apporter à ses interactions avec la personne les modifications qui s'imposent, qu'elles soient mineures ou majeures. Tout comme nous estimons constamment la température pour choisir nos vêtements, l'infirmière doit sans cesse observer le partenariat de collaboration pour déterminer si elle doit y changer quelque chose.

Divers signes, ou **indicateurs**, servent à prouver que l'infirmière et la personne travaillent en collaboration. L'évaluation repose donc sur des indicateurs démontrant que : 1) l'infirmière utilise véritablement une approche de collaboration ; 2) la personne collabore. L'évaluation est une tâche commune : l'infirmière doit réfléchir à la relation, et la personne doit décrire son expérience.

Toute rencontre entre une infirmière et une personne fait intervenir une multitude de considérations. L'infirmière doit notamment s'occuper de l'état de santé physique de la personne, de sa maladie et de son traitement ainsi que de sa réaction et de celle des membres de sa famille. Et si elle met en pratique l'approche de collaboration, elle doit en outre rester attentive au tour que prend le partenariat.

Avant une première rencontre, l'infirmière doit se demander comment elle procédera pour établir un partenariat de collaboration avec la personne. Elle peut se poser la question suivante : « Que dois-je savoir sur cette personne pour déterminer le degré de participation qu'elle souhaite atteindre ? » Si la relation est déjà amorcée, l'infirmière doit chercher des moyens de maintenir le degré de participation souhaité par la personne. Elle peut par exemple se demander : « Que dois-je dire ou faire pour que cette personne participe comme elle l'entend pendant notre interaction ? »

Au cours d'une rencontre, l'infirmière doit évaluer périodiquement la nature du partenariat en se posant des questions comme : « Comment la rencontre se déroule-t-elle ? Qu'est-ce qui est en train de se produire ? »

Une fois la rencontre terminée, l'infirmière doit faire un retour sur les événements : « Est-ce que je connais le degré de participation que la personne souhaitait atteindre ? Est-ce que je l'ai suffisamment encouragée à participer comme elle le voulait ? Comment ai-je encouragé sa participation à la prise de décision ? Aurais-je pu en faire plus ? Quelles autres approches aurais-je pu utiliser ? »

Avant de présenter les différents indicateurs du partenariat de collaboration, nous devons apporter quelques précisions. Premièrement, la présence d'un seul indicateur ne suffit pas à attester l'existence du partenariat de collaboration.

Il importe de toujours considérer un comportement ou un indicateur dans le contexte de la relation globale.

Deuxièmement, le comportement d'une infirmière traduit ses croyances et révèle l'approche qu'elle a choisie. Plusieurs des stratégies que nous avons présentées au chapitre 5 peuvent aussi servir d'indicateurs du partenariat de collaboration. Nous avons par exemple indiqué que, pour manifester une attitude non critique, l'infirmière peut éviter de changer de sujet quand une personne divulgue des renseignements sensibles ou douloureux. L'emploi de cette stratégie constitue un indicateur de l'approche de collaboration.

Troisièmement, l'évaluation doit tenir compte du degré de collaboration atteint lors de rencontres en particulier et dans la relation en général. Une diminution ponctuelle de la collaboration ne compromet pas nécessairement la qualité globale de la relation. En dernière analyse, le révélateur ultime du partenariat de collaboration réside dans le fait que la personne : 1) croit et sent qu'elle est un partenaire dans la relation ; 2) se comporte en conséquence, c'est-à-dire participe au processus décisionnel dans la mesure où elle se sent à l'aise de le faire.

Il convient enfin de préciser que, dans les premiers stades d'une relation, la présence de certains des indicateurs du partenariat de collaboration peut prouver simplement que la personne s'est liée avec l'infirmière. Il peut être trop tôt pour conclure ou non à un véritable travail de collaboration.

LES INDICATEURS

Pour évaluer systématiquement sa relation avec la personne, l'infirmière doit connaître les indicateurs du partenariat de collaboration. Nous décrirons ici les principaux.

Les indicateurs du partage du pouvoir

Au chapitre 2, nous avons présenté les éléments essentiels du partenariat de collaboration et indiqué que le plus important d'entre eux était le partage du pouvoir. Au chapitre 5, nous avons décrit les nombreuses stratégies qui permettent à l'infirmière de partager le pouvoir avec la personne. Il n'est donc pas étonnant que les indicateurs du partage du pouvoir se classent en tête de liste. Comment s'assure-t-on que l'infirmière cède une partie du pouvoir ? À quels signes voit-on que la personne assume sa part du pouvoir ?

Le partage du pouvoir se manifeste à toutes les phases et dans tous les aspects du processus de collaboration. Il transparaît dans la prise des décisions, qu'elles aient trait au choix des objectifs, au calendrier de travail ou aux moyens à prendre. Il se matérialise également dans l'échange d'information entre l'infirmière et la personne.

Les deux partenaires participent à la prise de décision

Dans un partenariat de collaboration, l'infirmière et la personne décident ensemble des objectifs et des moyens à prendre pour les atteindre. Nous avons expliqué au chapitre 5 que l'infirmière partage le pouvoir en amenant la personne à participer activement à l'établissement des objectifs ou à la résolution de problème. Il s'ensuit que la participation des deux partenaires au processus décisionnel constitue un indicateur du partage du pouvoir. Les deux émettent leurs idées quant au travail à accomplir et à la manière de procéder. L'infirmière Cindy Dalton fait le commentaire suivant : *On s'aperçoit qu'une personne collabore quand elle exprime des préoccupations, propose des façons de les aborder ou énumère des moyens possibles de changer.*

En présence d'une personne qui se conforme au plan de soins infirmiers, il est tentant de conclure que l'infirmière a réussi à établir un partenariat de collaboration avec elle. Pourtant, rien n'est moins sûr. Certaines personnes peuvent se modeler à un plan élaboré exclusivement par l'infirmière, mais leur observance risque de tourner court. La recherche a démontré que les gens sont plus enclins à exécuter un plan d'action ou à observer un régime thérapeutique s'ils ont contribué à son élaboration ou s'ils l'ont adapté à leurs besoins particuliers. Une étude portant sur l'observance d'un traitement antihypertenseur a donné d'intéressants résultats à ce propos : les patients qui observaient rigoureusement le traitement l'avaient intégré à leur vie quotidienne, en avaient pris l'entière responsabilité et collaboraient régulièrement avec les professionnels de la santé (Lahdenpera et Kyngas, 2001).

Pour évaluer le degré de collaboration, l'infirmière peut se poser les questions suivantes : « Les objectifs sont-ils établis conjointement ? Si oui, dans quelle mesure ? Les plans d'action possibles sont-ils choisis en commun ? Si oui, dans quelle mesure ? Dans quelle mesure la personne participe-t-elle à l'exécution du plan d'action ? » Plus précisément, les indicateurs de la participation à la prise de décision sont les suivants : 1) la personne participe aux discussions visant à discerner, formuler, préciser et hiérarchiser *ses* intentions ou *ses* besoins ; 2) la personne participe aux remue-méninges visant à trouver des solutions possibles ; 3) la personne participe à l'élaboration et à la mise à l'essai du plan d'action. Cindy Dalton poursuit : *On s'aperçoit qu'une personne collabore quand elle s'approprie le plan d'action, quand elle dit : « J'ai essayé ceci et j'ai obtenu tel ou tel résultat » ou « Tel moyen a fonctionné jusqu'à un certain point et tel autre n'a rien donné. » Autrement dit, une personne qui a vraiment essayé le plan d'action et qui commente son efficacité est une personne qui collabore.*

Avec les personnes dynamiques et autonomes de même qu'avec celles qui passent d'un rôle passif à un rôle actif, l'infirmière peut être tentée de mettre fin prématurément au travail de collaboration. Elle peut avoir l'impression de « ne pas en faire assez » ou de « n'avoir rien à faire » et par conséquent de n'avoir aucun rôle à jouer. Cette perception peut cependant être erronée. En effet, la personne peut encore avoir besoin de l'encouragement et du soutien de l'infirmière.

Il arrive qu'une personne paraisse collaborer mais n'en fasse rien dans les faits. Par exemple, elle a participé à l'élaboration du plan d'action, mais elle n'en entame pas l'exécution. Un tel comportement peut indiquer que la personne ne collabore pas ou encore que le plan d'action est inadéquat. Lucia Fabijan, une infirmière qui travaille auprès de personnes atteintes de maladies mentales, décrit ce genre de situation : *Quand ça fait un moment que je travaille avec une personne et qu'elle me dit qu'elle veut faire une chose mais fait le contraire ou encore qu'elle n'essaie pas le plan, cela m'indique qu'il se passe quelque chose et qu'il faut que j'y voie afin d'éviter que cette personne et moi travaillions en sens contraires.*

Les deux partenaires établissent le rythme de travail

Dans l'approche hiérarchique traditionnelle, c'est le professionnel de la santé qui établit la fréquence des rencontres et il n'explique pas toujours à la personne les motifs de sa décision. Dans un partenariat de collaboration, au contraire, l'infirmière cherche à partager le pouvoir et, à cette fin, elle peut recourir à la stratégie qui consiste à faire participer la personne à l'établissement du rythme de travail et du calendrier des rencontres. Par conséquent, la contribution de la personne à cette tâche constitue un indicateur de sa collaboration.

Même dans un partenariat de collaboration, il peut arriver que l'infirmière juge que la fréquence des rencontres est insuffisante et qu'elle fasse part de son opinion à la personne. Celle-ci, pour sa part, a aussi la possibilité de s'exprimer quant à la fréquence des rendez-vous. L'infirmière Diane Lowden relate un fait vécu : *À la fin d'une discussion longue et chargée d'émotions, je demande à une femme atteinte de sclérose en plaques si elle désire que nous nous rencontrions de nouveau pour continuer l'entretien. Elle répond : « Non, pas pour l'instant. Peut-être plus tard. Je pense que je sais ce que je dois faire. J'ai besoin de rentrer chez moi et de parler avec mon mari. Je vous appellerai plus tard ce mois-ci pour vous dire comment vont les choses. »*

Le degré de participation de la personne à l'établissement du rythme de travail est un indicateur plus fiable dans le domaine des soins ambulatoires et des soins à domicile qu'en milieu hospitalier, où les soins médicaux et les questions de sécurité dictent naturellement la fréquence des contacts. L'infirmière Lia Sanzone affirme : *Dans notre milieu communautaire, notre indicateur premier du partenariat de collaboration est le retour des gens. Les gens reviennent nous voir ou encore ils augmentent la fréquence des rencontres et nous consultent davantage.* Il convient cependant de préciser que la simple fidélité d'une personne à ses rendez-vous ne constitue pas un indice de sa pleine et entière collaboration.

Puisque le rythme de travail s'établit à deux dans un partenariat, le fait que l'infirmière réserve du temps pour discuter ouvertement de la question révèle son parti pris pour la collaboration. Elle peut présenter lors de ces discussions les diverses possibilités d'organisation temporelle du travail.

La fréquence des rencontres varie en fonction des circonstances. Ainsi, l'infirmière et la personne se verront plus fréquemment quand la personne sera prête à aborder un problème épineux ou qu'elle traversera une crise. À l'opposé, elles espaceront leurs entretiens si la personne n'est pas disposée à traiter d'un problème ou si elle a besoin d'un répit. L'essentiel est que l'infirmière et la personne discutent ouvertement du rythme de leur travail et réévaluent périodiquement leurs ententes. Leurs discussions à ce propos ne doivent pas pour autant devenir envahissantes. Les objectifs et les préoccupations de la personne doivent toujours demeurer prioritaires.

Les deux partenaires régissent la transmission de l'information

Pour participer activement à l'échange d'information, les deux partenaires doivent avoir la latitude de poser des questions et de répondre à celles de l'autre. L'infirmière pose des questions afin de mieux comprendre la personne et sa situation. La personne doit aussi pouvoir poser des questions, soulever des sujets et exprimer son opinion librement. Quand une personne donne des réponses laconiques à des questions ouvertes, l'infirmière peut y voir un signe d'absence de collaboration ou d'engagement (Karhila, Kettunen, Poskiparta et Liimatainen, 2003). La participation spontanée de la personne à l'échange d'information constitue par conséquent un indicateur de la collaboration.

Un autre indicateur du partage du pouvoir réside dans le fait que la personne est à l'aise de fixer des limites à la quantité et aux types de renseignements qu'elle divulguera. Dans un partenariat de collaboration, la personne doit sentir qu'elle peut décider de la teneur, de l'étendue et du moment de la transmission d'information. Elle doit être capable de dire à l'infirmière : « Je préfère ne pas en parler » ou « Je ne suis pas prête à réfléchir à cela » ou « Nous n'en sommes pas là. » La capacité d'exprimer ses sentiments face à la transmission de l'information revêt en fait plus d'importance que la transmission de l'information elle-même. Dans une relation hiérarchique traditionnelle, les personnes fournissent l'information, certes, mais elles ne sentent pas qu'elles ont le droit de *se taire*.

Divers signes révèlent qu'une infirmière partage le pouvoir lié à la transmission de l'information. Ainsi, elle dit aux gens qu'ils ont le droit de choisir les renseignements qu'ils fourniront et le moment où ils les donneront. De plus, elle encourage les gens à régir la quantité d'information divulguée en reconnaissant verbalement et en louant ce type de comportement. Si une personne refuse d'aborder un sujet, une réponse comme la suivante de la part de l'infirmière constituerait un indicateur du partage du pouvoir : « Si vous n'êtes pas prête à en parler, ne vous sentez pas obligée de le faire. Si jamais vous voulez en parler, je serai là pour m'entretenir avec vous. »

Les deux partenaires partagent la responsabilité de l'atteinte des objectifs

Dans une relation hiérarchique traditionnelle, c'est généralement le professionnel qui établit les objectifs et qui, par conséquent, se sent responsable des résultats. De fait, nombre de professionnels estiment qu'ils ont réussi quand la personne s'est conformée à leurs plans ou quand leurs stratégies ont favorisé l'atteinte de leurs objectifs. Dans un partenariat de collaboration, au contraire, l'infirmière et la personne partagent la responsabilité des résultats et de l'évaluation (Allen, 1977). L'infirmière Irène Leboeuf juge que l'infirmière collabore vraisemblablement quand elle n'a pas le sentiment d'assumer à elle seule la responsabilité de l'efficacité du plan. Elle s'explique : *Si j'utilise une approche de collaboration, je ne porte pas toute la responsabilité du résultat, je la partage. J'ai pour rôle de créer un contexte propice à l'échange d'information avec mes clients, mais ce sont eux, en dernière analyse, qui prennent les décisions. Je n'ai pas l'impression de porter la totalité de ce fardeau sur mes épaules.* Le fait que l'infirmière ne se sente pas seule responsable des changements, favorables ou non, constitue donc un important indicateur du partage du pouvoir.

L'encadré 6.1 présente une liste des indicateurs du partage du pouvoir.

Encadré 6.1	Les indicateurs du partage du pouvoir

Les deux partenaires participent à la prise de décision :
- Ils participent à des discussions.
- Ils participent à des remue-méninges.
- Ils participent à l'élaboration et à la mise à l'essai des plans d'action.

Les deux partenaires établissent le rythme de travail :
- L'infirmière réserve du temps pour expliquer le processus.

Les deux partenaires régissent la transmission de l'information :
- La personne participe volontiers à l'échange d'information.
- La personne est à l'aise d'établir des limites à la divulgation de l'information.
- L'infirmière indique à la personne qu'elle est libre de transmettre ou non de l'information.
- L'infirmière reconnaît verbalement que la personne transmet de l'information.

Les deux partenaires partagent la responsabilité de l'atteinte des objectifs :
- L'infirmière n'a pas le sentiment d'être la seule responsable des résultats.

Les indicateurs de l'ouverture d'esprit, du respect et de l'attitude non critique

Si, comme nous l'avons indiqué au chapitre 2, l'ouverture d'esprit compte parmi les éléments clés du partenariat de collaboration, ses manifestations constituent par voie de conséquence des indicateurs de la collaboration. L'ouverture d'esprit n'est pas exclusive au partenariat de collaboration (elle peut caractériser d'autres types de relations), mais elle lui est essentielle. Quels sont donc les indicateurs de cette qualité chez l'infirmière et la personne ?

La personne aborde des sujets de plus en plus sensibles

La transmission d'information sensible au sein d'un partenariat de collaboration peut être considérée comme un indicateur d'engagement de la part de la personne. Les infirmières chevronnées estiment qu'une personne investit dans le partenariat quand elle commence à leur donner des renseignements intimes ou reliés de près à ses véritables préoccupations. Heather Hart, une infirmière qui travaille dans le domaine des soins palliatifs, fait le commentaire suivant : *Il n'y a pas de risque à parler des aspects terre à terre des soins telles la toilette et l'alimentation. Dans mon milieu de travail, nous pouvons parler des changements de position ou nous pouvons parler de ce que sera la vie quand la personne ne sera plus là. Je pense donc qu'il y a un indicateur de la collaboration dans le fait que la personne soit prête à entamer la partie épineuse du travail et à discuter des sujets plus difficiles.*

L'infirmière Gillian Taylor relate un fait vécu : *Je vois un signe du partenariat de collaboration dans le fait que les gens me confient leurs difficultés. J'ai déjà travaillé avec un homme dont le fils souffrait d'une forme invalidante d'arthrite. Cet homme était allé voir son neveu jouer au base-ball et il avait senti qu'on lui avait enlevé quelque chose. Il me dit : « Je ne sais pas si mon fils aura jamais une vie normale. » Et il ajoute : « J'espère que je ne suis pas en train de devenir amer. » Il me confie ensuite qu'il se demande pourquoi cela lui arrive à lui. Je lui réponds qu'à mon avis il n'est pas en train de devenir amer et que ses sentiments sont tout à fait compréhensibles. Je lui dis qu'il doit être difficile de regarder des adolescents en pleine forme jouer au base-ball quand on a un fils qui souffre d'arthrite. C'est humain et c'est normal. Cette confidence m'a prouvé que cet homme et moi avions travaillé en collaboration, qu'il pouvait me faire part de ses pensées les plus intimes sans craindre d'être jugé.*

Les deux partenaires composent avec leurs désaccords

L'un des meilleurs indicateurs de l'ouverture d'esprit dans un partenariat de collaboration réside dans le fait que l'infirmière et la personne se sentent capables d'exprimer des opinions divergentes et de faire les accommodements nécessaires pour trouver une façon plus efficace de travailler ensemble. Il s'agit là d'un signe prouvant que la personne est satisfaite du pouvoir qu'elle possède dans la relation et se sent en sécurité.

Des phrases comme « Je ne suis pas d'accord avec ça », « Je n'ai pas la même opinion que vous à ce sujet » et « J'ai mis en pratique ce dont nous avions parlé, mais ça ne fonctionne pas » indiquent à l'infirmière que les gens sont disposés à lui confier leurs pensées. Lia Sanzone, une infirmière en santé communautaire, pense que les gens collaborent quand ils sont capables de dire à l'infirmière qu'ils sont en désaccord avec elle : *Un important indicateur de la collaboration, c'est que les gens soient capables de dire : « Bon, vous m'avez demandé de faire ça, mais je ne suis pas habitué de le faire. Voici ce que je suis prêt à faire. » Cet indicateur est important car il dénote un partenariat honnête, un vrai travail commun. Et comme nous écoutons les opinions des gens et en tenons compte, le partenariat de collaboration se renforce et évolue.*

Si l'infirmière et la personne font preuve d'ouverture d'esprit, elles peuvent non seulement se permettre d'exprimer des opinions divergentes mais aussi faire des compromis et trouver un terrain d'entente. L'infirmière Jackie Townshend observe : *Il naît parfois des conflits entre l'infirmière et la famille. Il faut être capable d'en parler, d'être authentique et de dire : « Nous ne sommes pas d'accord, quelque chose ne va pas. Parlons-en et passons à travers. » Quand les membres d'une famille sont capables de nous dire que nous n'avons pas répondu à leurs besoins ou qu'ils se sentent jugés, ils manifestent de l'ouverture d'esprit. Ils indiquent également qu'ils me respectent et qu'ils se sentent en sécurité. Si nous parvenons à résoudre notre différend, alors le partenariat de collaboration fait un grand pas en avant. Il devient clair que nous pouvons avoir des conflits mais que nous sommes capables de les régler et d'aller de l'avant.*

L'encadré 6.2 présente une liste des indicateurs de l'ouverture d'esprit, du respect et de l'attitude non critique.

Encadré 6.2	**Les indicateurs de l'ouverture d'esprit, du respect et de l'attitude non critique**

- Les deux partenaires abordent des sujets de plus en plus sensibles.
- Les deux partenaires composent avec leurs désaccords et font les accommodements nécessaires pour trouver une façon plus efficace de travailler ensemble.

Les indicateurs de la capacité de tolérer l'ambiguïté

Dans un partenariat de collaboration, deux personnes ou plus établissent les objectifs à atteindre et élaborent le plan d'action approprié. Il s'agit là d'un long processus dont l'issue est rarement manifeste au départ. De plus, le caractère incertain de nombreuses situations (l'attente d'un diagnostic par exemple) oblige l'infirmière et la personne à reporter l'adoption du plan d'action après l'obtention de nouvelles informations. Les indicateurs de la capacité de tolérer l'ambiguïté et l'incertitude sont donc les suivants : les deux partenaires s'abstiennent de tirer des conclusions prématurées et ils persistent à interagir tout au long des périodes d'incertitude. Au cours des premiers stades du partenariat de collaboration, au moment de la prise de contact et de la focalisation (*voir le chapitre 3*), l'infirmière et la personne doivent faire preuve de patience et procéder à un examen rigoureux des préoccupations, des objectifs et de la disposition de la personne afin d'obtenir une image claire des moyens à prendre (encadré 6.3).

Encadré 6.3	Les indicateurs de la capacité de tolérer l'ambiguïté

- Aucun des deux partenaires ne tire de conclusions prématurées.
- Les deux partenaires persistent à interagir pendant les périodes d'attente.

Les indicateurs de la conscience de soi et de l'introspection

La conscience de soi et l'introspection constituent des éléments essentiels du partenariat de collaboration, car elles permettent aux partenaires d'observer et d'orienter constamment leur relation. Comme des danseurs, les deux partenaires doivent être réceptifs aux signes subtils de l'autre. Et pour détecter ces signes subtils, chacun doit comprendre les effets de son propre comportement.

Les deux partenaires sont conscients de leurs sentiments sombres

L'infirmière et la personne doivent être conscients de leurs sentiments sombres respectifs et reconnaître que ceux-ci signalent une lacune du partenariat de collaboration. Les sentiments intenses ou pénibles comme la colère et la frustration ne doivent pas être ignorés. Admettre leur l'importance constitue un indicateur de la conscience de soi chez l'infirmière. Lucia Fabijan élabore sur le sujet : *Si j'éprouve de la frustration, je me dis que j'ai mal compris ce que la personne souhaite accomplir, ce qui lui sert de contexte ou ce dont elle veut parler. Si j'éprouve de la colère, cela m'indique que je dois observer plus attentivement le déroulement de la relation.*

L'émergence de la colère ou de la frustration signale à l'infirmière qu'elle doit prendre du recul et réfléchir à la relation. Si l'infirmière éprouve des sentiments pénibles, il y a de fortes chances pour que la personne ne soit pas non plus pleinement satisfaite du partenariat de collaboration (encadré 6.4).

Encadré 6.4	Les indicateurs de la conscience de soi et de l'introspection

- Les deux partenaires sont conscients de leurs sentiments sombres.
- Les deux partenaires reconnaissent l'importance des sentiments sombres.

L'ÉTAPE SUIVANTE

Au moment de tirer des conclusions sur le degré de collaboration atteint dans une relation, l'infirmière doit se rappeler que le caractère général d'un partenariat ne s'exprime pas nécessairement au cours d'une rencontre en particulier. C'est la qualité globale de la relation, l'engagement de l'infirmière et sa compréhension du processus ainsi que sa capacité de mettre l'approche en pratique qui font de la relation un partenariat de collaboration plus ou moins réussi.

Après avoir évalué le partenariat, l'infirmière peut conclure que la collaboration n'est pas aussi poussée qu'elle le voudrait. Le cas échéant, elle doit s'interroger sur la congruence entre ses croyances et ses actions (Greenwood, 1998). Autrement dit, il peut arriver que l'infirmière souscrive à l'approche de collaboration en théorie mais non en pratique. Un exemple éclairera notre propos. M. Davis, un homme âgé, allait quitter le centre hospitalier, et une infirmière travaillait avec lui et ses enfants adultes à la planification du congé. Veuf, M. Davis avait vécu seul jusqu'à son hospitalisation. L'infirmière demanda à M. Davis et à ses enfants comment ils envisageaient le retour à la maison, compte tenu de l'état de santé du patient. Les enfants répondirent que leur père avait de la difficulté à entretenir seul sa grande maison et que cela avait exacerbé son problème de santé. Depuis le décès de sa femme, en outre, M. Davis n'avait jamais eu d'aide extérieure et ne voulait voir personne chez lui. L'infirmière indiqua alors à M. Davis qu'elle prendrait des dispositions pour qu'il reçoive de l'aide ou de la compagnie. Elle croyait agir en collaboration en posant des questions et en demandant l'opinion de la famille. Son comportement a cependant dénoté une approche hiérarchique traditionnelle, car elle a ignoré l'information reçue et élaboré un plan d'action incompatible avec l'évaluation que la famille avait faite de la situation. Elle pensait savoir ce qui convenait le mieux au patient.

L'infirmière doit s'interroger sur les facteurs personnels, relationnels et environnementaux susceptibles d'influer sur le partenariat de collaboration (*voir le chapitre 4*) et chercher à créer les conditions propices à la participation et à l'engagement de la personne.

Si l'évaluation révèle à l'infirmière que la relation constitue effectivement un partenariat de collaboration, les connaissances acquises grâce à cette démarche pourront servir à : 1) maintenir et cultiver le partenariat ; 2) renforcer l'expertise des deux partenaires en matière de collaboration. L'infirmière enrichira ses relations avec les autres personnes et les autres professionnels. Chez la personne, cette expertise se manifestera dans sa manière de travailler avec les autres professionnels de la santé et dans son désir de s'associer avec ceux qui optent pour la collaboration.

La liste de vérification des indicateurs du partenariat de collaboration

La liste de vérification suivante est composée des indicateurs présentés dans ce chapitre ainsi que des stratégies qui constituent en soi des indicateurs du partenariat de collaboration (*voir le chapitre 5*). L'infirmière peut utiliser cette liste dans sa pratique pour observer et évaluer ses partenariats de collaboration. Idéalement, l'évaluation doit faire intervenir l'infirmière et la personne.

LA LISTE DE VÉRIFICATION DES INDICATEURS DU PARTENARIAT DE COLLABORATION

Indicateurs du partage du pouvoir

❏ L'infirmière et la personne emploient le pronom *nous* quand elles parlent de leur relation ou de leur travail. Elles mettent en pratique la notion de partenariat et y réfléchissent.

❏ L'infirmière explique l'approche de collaboration à la personne.

❏ L'infirmière et la personne discutent ouvertement des rôles et des responsabilités de chaque partenaire.

L'infirmière et la personne établissent ensemble les modalités de la relation.

❏ L'infirmière demande explicitement l'opinion ou le point de vue de la personne et celle-ci l'exprime.

❏ L'infirmière invite la personne à régir la transmission de l'information. L'infirmière et la personne régissent toutes deux la teneur et l'étendue de l'information transmise.

❏ L'infirmière invite la personne à participer à l'établissement du rythme de travail. L'infirmière et la personne discutent ouvertement du rythme de travail.

❏ L'infirmière ne donne des conseils que si la personne lui en demande.

❏ L'infirmière et la personne établissent ensemble les objectifs et les moyens à prendre pour les atteindre.

❏ L'infirmière et la personne travaillent activement à l'atteinte des objectifs ou à la résolution des problèmes (au moyen de discussions et de remue-méninges).

❏ L'infirmière et la personne partagent la responsabilité des résultats obtenus et évaluent ensemble l'efficacité du plan d'action.

Indicateurs de l'ouverture d'esprit, du respect et de l'attitude non critique

❏ L'infirmière s'intéresse aux propos de la personne et la laisse s'exprimer sans la presser.

❏ L'infirmière reconnaît verbalement et non verbalement les sentiments de la personne et en fait la validation.

❏ L'infirmière nomme et commente les forces de la personne.

LA LISTE DE VÉRIFICATION DES INDICATEURS DU PARTENARIAT DE COLLABORATION (*SUITE*)	

❏ L'infirmière fait part de sa disponibilité à la personne.

❏ L'infirmière prend périodiquement des nouvelles de la personne.

❏ La personne confie à l'infirmière des pensées, des préoccupations ou des sentiments de plus en plus intimes.

❏ L'infirmière et la personne sont capables d'exprimer leurs opinions même si elles divergent.

❏ L'infirmière dissimule la surprise, l'inquiétude ou le choc.

❏ L'infirmière ne feint pas de n'avoir pas entendu les propos de la personne.

❏ L'infirmière s'abstient de critiquer et tente plutôt de comprendre la situation ou le comportement de la personne.

❏ L'infirmière verbalise les sentiments ou les réactions qui pourraient paraître inacceptables.

❏ L'infirmière et la personne composent avec leurs désaccords.

Indicateurs de la capacité de tolérer l'ambiguïté et l'incertitude

❏ L'infirmière et la personne ne tirent pas de conclusions prématurées. Elles cherchent plutôt à discerner les véritables enjeux.

❏ L'infirmière et la personne persistent à interagir même quand elles « naviguent en eaux troubles ».

❏ L'infirmière et la personne admettent que les situations cliniques et les partenariats de collaboration sont imprévisibles.

❏ L'infirmière est attentive aux signaux émis par la personne.

❏ L'infirmière est disposée à changer de cap quand la situation l'exige.

Indicateurs de la conscience de soi et de l'introspection

❏ L'infirmière et la personne sont conscientes de leurs sentiments et reconnaissent qu'ils influent sur le partenariat de collaboration.

❏ L'infirmière se pose des questions introspectives.

❏ L'infirmière a recours à des outils comme la tenue d'un journal.

❏ L'infirmière discute de sa pratique avec ses collègues.

RÉSUMÉ

Nous avons décrit dans ce chapitre quelques-uns des indicateurs qui attestent l'existence du partenariat de collaboration. La connaissance de ces indicateurs facilite la mise en pratique de l'approche de collaboration. Le fait de savoir que l'infirmière et la personne doivent toutes deux participer au processus décisionnel, établir le rythme de travail, régir la transmission de l'information et partager la responsabilité de l'établissement et de l'atteinte des objectifs favorise le partage du pouvoir, la pierre angulaire du partenariat de collaboration.

Aborder des sujets de plus en plus sensibles et composer avec les désaccords sont des comportements qui indiquent l'atteinte d'un degré adéquat d'ouverture d'esprit et de respect. Éviter de tirer des conclusions prématurées et persister même en période de stress traduisent la capacité de tolérer l'ambiguïté et l'incertitude. Enfin, reconnaître ses sentiments sombres ou pénibles dénote la conscience de soi et l'introspection.

Un grand nombre d'infirmières ne s'interrogent pas sur la dynamique de leurs relations avec les personnes. Pourtant, les relations interpersonnelles se situent au cœur des soins infirmiers et il est important que l'infirmière en examine le déroulement, sans pour autant y consacrer tout son temps. L'examen de la relation infirmière-personne passe par une évaluation des indicateurs du partenariat de collaboration. Si l'évaluation révèle l'existence d'un partenariat de collaboration florissant, l'infirmière et la personne tiennent la preuve que le mode d'interaction qu'elles ont choisi mérite d'être conservé. Si, par ailleurs, l'évaluation indique un partenariat chancelant, elle fournit tout de même des indications quant aux aspects à améliorer. Même les éléments d'information les plus modestes sur la dynamique de la relation peuvent avoir d'importants effets sur la suite des choses.

TERMES CLÉS

évaluation   **indicateurs**

Partie 2

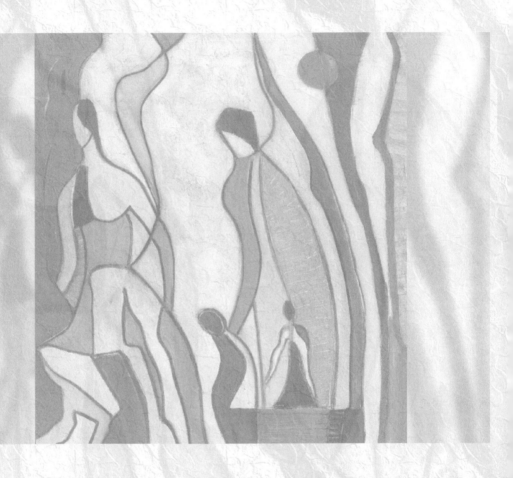

La foire
aux questions

Chapitre **7**

LA FOIRE AUX QUESTIONS I :
LA DIVERSITÉ CULTURELLE,
LES MILIEUX DE PRATIQUE ET LA DURÉE

Nos meilleurs enseignants, ce sont les patients et les membres de leur famille, car ils sont les plus aptes à nous expliquer comment ils vivent. Il est important de se rendre compte que travailler avec les gens [...], c'est apprendre tous les jours. Les gens nous enseignent [...] et nous leur enseignons.

– Lia Sanzone, infirmière

Après avoir lu ce chapitre, vous pourrez :
- reconnaître que les caractéristiques personnelles, situationnelles et environnementales ainsi que le temps ont une influence sur le partenariat de collaboration et expliquer la manière de composer avec les difficultés potentielles ;
- comprendre qu'il existe plus d'une façon de surmonter une difficulté clinique.

Dans la deuxième partie du présent ouvrage, nous présentons les réponses qu'ont données nos cliniciennes expertes à des questions que se posent souvent les infirmières à propos du partenariat de collaboration. Nous avons initié un grand nombre d'étudiantes et d'infirmières diplômées à l'approche de collaboration. Notre longue expérience nous a permis de constater qu'elles se heurtent souvent aux mêmes difficultés.

Nos élèves sont convaincues du bien-fondé de la collaboration et mettent cette approche en pratique dans leurs relations avec les patients. Il n'en reste pas moins que certaines personnes et certaines situations leur rendent la tâche plus difficile. En analysant les origines de leurs difficultés, nous avons observé qu'un grand nombre d'entre elles sont reliées aux caractéristiques personnelles de la personne, aux caractéristiques du milieu de pratique et au temps dont dispose l'infirmière pour établir une relation. Nous avons formulé les questions qui font l'objet du présent chapitre et du suivant en nous appuyant sur cette analyse d'une part et, d'autre part, sur nos connaissances en soins infirmiers et en sciences humaines. Nous savons que les caractéristiques personnelles, situationnelles et environnementales constituent d'importants déterminants du comportement, de la formation des relations et des rapports interpersonnels. Aussi nous pencherons-nous dans ce chapitre sur les difficultés associées à la diversité culturelle, aux différents milieux de pratique et au cadre temporel du partenariat de collaboration.

LES CLINICIENNES EXPERTES

Nous avons présenté au début du livre les cliniciennes expertes auxquelles nous avons choisi de donner la parole en raison de leur expérience et de leur savoir-faire. Toutes sont des infirmières chevronnées qui ont acquis une spécialité et qui travaillent auprès de populations particulières. Elles possèdent des connaissances et des habiletés exceptionnelles, elles sont confrontées à des situations cliniques complexes qui nécessitent un jugement sans faille et elles s'acquittent du processus décisionnel de manière indépendante (Styles, 1996). Elles interagissent avec des personnes de tous les âges (des enfants aux personnes âgées), s'occupent de personnes atteintes de maladies diverses (comme le cancer, les maladies mentales et la sclérose en plaques) et œuvrent dans différents milieux (les soins palliatifs, les soins intensifs, les soins ambulatoires, les cliniques communautaires de promotion de la santé et les soins à domicile).

Nous avons posé chacune de nos questions à au moins deux expertes que nous avons choisies en fonction de leurs centres d'intérêt, de leur expertise clinique et de leur domaine de pratique. Nous avons interrogé chaque experte individuellement et lui avons demandé de répondre de son propre point de vue. Ensuite, nous avons prié les expertes de réfléchir à la manière dont elles appliquent les principes du partenariat de collaboration. Elles ont généreusement exposé leurs façons de faire, mais l'expérience et l'exercice vous permettront vraisemblablement d'en découvrir d'autres vous-même.

Nous présentons ici neuf questions suivies des réponses formulées par deux ou trois cliniciennes expertes. Nous ajoutons ensuite nos propres commentaires afin d'insister sur les notions théoriques qui sous-tendent les propos des expertes.

LA DIVERSITÉ CULTURELLE

Question 1

Quelles sont les difficultés reliées à la collaboration avec des personnes issues de milieux culturels différents ?

Réponse de Joann Creager, une infirmière qui travaille auprès de patients âgés :
La collaboration peut être très difficile quand l'infirmière n'appartient pas au même groupe culturel que la personne ou ne comprend pas sa culture. Il y a un risque de tornade. La tornade se forme quand la culture de l'infirmière se heurte à celle de la famille. Les petits tourbillons peuvent devenir grands si on ne connaît pas les influences de la culture sur le comportement du patient et des membres de sa famille. Quand cela se produit, il faut s'arrêter, prendre du recul et réfléchir à ce qui nous agace vraiment dans le comportement de la personne. Le problème vient souvent de notre incompréhension de la personne et de ses racines.

Réponse de Heather Hart, une infirmière qui travaille dans le domaine des soins palliatifs :
Les infirmières doivent avoir certaines connaissances sur les différentes cultures, leurs rituels, leurs croyances et leurs traditions afin de comprendre le comportement et les besoins des gens. Pour acquérir ces connaissances, les infirmières peuvent dire aux gens : « Je ne connais pas votre culture. Dites-moi ce que j'ai besoin de savoir » ou « Je ne connais pas beaucoup vos valeurs ou vos objectifs par rapport à votre culture, alors comment puis-je vous aider ? Qu'est-ce qui vous serait le plus utile en ce moment ? »
L'infirmière doit aussi connaître la fonction de la croyance ou de la tradition en question, la force de la croyance et les conséquences qu'ont les dérogations pour la personne. Le défi, c'est de trouver la meilleure façon de soutenir la personne. Je pense que cela nécessite un peu de créativité. Dans mon milieu de travail, les gens n'ont plus que quelques jours ou quelques semaines à vivre, et la nourriture est un sujet qui revient fréquemment sur le tapis. Nourrir un être cher est un acte d'amour extrêmement important dans certains groupes culturels. Et comme beaucoup de patients ne mangent pas dans les derniers jours de leur vie, les familles doivent trouver d'autres moyens de leur témoigner leur amour et leur compassion. Alors je me demande : « Comment puis-je aider ces gens à exprimer leur amour et leur compassion à leur mère autrement qu'en lui donnant à manger ? » En leur enseignant à donner les soins de la bouche, à

masser la personne ou simplement à s'asseoir en silence à ses côtés, je les aide à sentir qu'ils sont utiles et qu'ils témoignent leur amour à l'être cher.

Réponse de Lia Sanzone, une infirmière qui travaille dans le domaine des soins communautaires :

L'infirmière n'a jamais fini de se renseigner sur les différentes cultures, surtout pas l'infirmière qui pratique dans un milieu multi-ethnique. Je travaille dans un centre de santé communautaire situé dans un quartier urbain où un grand nombre de réfugiés s'installent à leur arrivée au pays. Beaucoup de nouveaux arrivants ne parlent ni le français ni l'anglais et ils ne connaissent pas nos façons de faire.

Nos meilleurs enseignants, ce sont les patients et les membres de leur famille, car ils sont les plus aptes à nous expliquer comment ils vivent. Il est important de se rendre compte que nous apprenons tous les jours en travaillant avec des gens issus de divers groupes culturels. Ils nous renseignent sur leur culture, et nous les renseignons sur la nôtre. Chaque fois que je rencontre une nouvelle famille issue d'un groupe culturel différent, j'apprends... Une approche utile ? Observer attentivement les conduites et les pratiques et demander aux gens de nous expliquer ce qu'ils font et pourquoi ils le font.

Une fois qu'on a compris les croyances, les valeurs et les pratiques de la personne, on peut chercher comment collaborer avec elle pour en tenir compte dans les soins. Le respect est la clé du succès de la collaboration avec des personnes issues des communautés culturelles. Pour montrer qu'elle respecte les croyances d'une personne, l'infirmière peut faire preuve de souplesse et adapter les soins aux croyances et aux valeurs de la personne, à condition que cela ne compromette ni sa santé ni sa sécurité. Dans certaines cultures, par exemple, la mère doit demeurer à la maison pendant quarante jours après la naissance d'un enfant. J'ai déjà travaillé avec une famille qui se conformait à cette pratique. La mère était préoccupée par la croissance du bébé et voulait le faire peser. Bien des infirmières se serait attendues à ce que la famille emmène le bébé à la clinique. Pour ce qui est de la collaboration, cependant, il valait mieux emporter un pèse-bébé chez ces gens. En milieu communautaire, nous ne pourrions jamais travailler avec les gens si nous n'adaptions pas nos façons de faire à leurs croyances et à leurs pratiques. La collaboration est essentielle à un travail efficace avec les communautés culturelles. Autrement, nous n'arriverions à rien, et certainement pas à entrer chez eux.

Les réponses des infirmières font ressortir l'importance de la conscience de soi et de la capacité de réfléchir à la relation infirmière-personne. Pour travailler avec des gens issus d'autres cultures que la sienne, l'infirmière doit d'abord avoir un point de vue sur sa propre culture (Lynch, 1998). Ensuite, elle doit faire l'inventaire de ses connaissances et de ses attitudes à l'égard des autres cultures. Tout le monde a sur les autres cultures des croyances et des idées préconçues alimentées par les médias et l'expérience personnelle.

Les infirmières insistent par ailleurs sur l'importance du respect qui, comme la conscience de soi, constitue un élément essentiel du partenariat de collaboration. Cioffi (2003) souligne qu'une communication transculturelle efficace repose sur l'appréciation et le respect des différences culturelles de même que sur le plaisir de se renseigner à propos d'une autre culture, de connaître différentes cultures et de comprendre que la culture exerce une influence considérable sur les réactions des gens aux situations.

Bushy (1999) a décrit quatre niveaux de compétence ethno-linguistique chez les professionnels qui interagissent avec les personnes issues des différentes communautés culturelles. Le premier, l'**ethnocentrisme,** correspond à l'absence de sensibilité culturelle chez le professionnel. Celui-ci associe sa propre culture à la norme et juge toutes les autres par rapport à elle. Le deuxième niveau est celui de la **sensibilité culturelle.** Le professionnel reconnaît et apprécie les croyances, les valeurs et les pratiques de l'autre personne. Au troisième niveau, celui du **savoir culturel,** le professionnel est renseigné sur les autres cultures et exploite ses connaissances dans sa pratique. Au quatrième et dernier niveau de compétence, celui de l'**enculturation,** le professionnel considère la personne comme sa partenaire et collabore avec elle pour planifier des soins adaptés à la culture. L'infirmière doit au moins se situer au niveau de la sensibilité culturelle et, idéalement, chercher à atteindre le niveau de l'enculturation.

Pour développer sa compétence culturelle, l'infirmière peut se familiariser avec différentes cultures au moyen d'interactions avec leurs membres et de lectures (Lynch, 1998 ; Pender, Murdaugh et Parsons, 2002). Elle peut aussi suivre l'exemple de Lia Sanzone et demander aux gens de lui expliquer leurs croyances, leurs valeurs et leurs pratiques.

Question 2

Est-il possible de collaborer avec les personnes par l'entremise d'un interprète ?

Réponse de Margaret Eades, une infirmière qui travaille auprès de personnes atteintes du cancer :

Les nouveaux arrivants peuvent avoir besoin d'un interprète pour communiquer avec l'infirmière. La collaboration est-elle possible dans une telle situation ? Oui. L'infirmière doit cependant collaborer avec la personne et avec l'interprète. Celui-ci, pour sa part, doit comprendre la démarche de collaboration et transmettre cette information à la personne.

L'infirmière doit être consciente du fait que la personne puisse recevoir un message différent de celui que l'interprète pense émettre. L'infirmière qui travaille avec un interprète doit être extrêmement attentive aux signaux non verbaux et au ton de la voix afin de s'assurer que le message est reçu conformément à l'intention de l'émetteur. Il arrive que l'infirmière connaisse la personne au point de ne plus avoir besoin d'interprète.

Le message peut différer selon que c'est un membre de la famille ou un étranger qui sert d'interprète. Les étrangers sont plus neutres. L'infirmière doit comprendre la dynamique de la famille, mais cela ne lui apparaît pas toujours clairement au début de la relation.

Réponse de Jackie Townshend, une infirmière qui travaille auprès d'enfants atteints de mucoviscidose:

J'ai déjà travaillé avec un père qui utilisait les services d'un interprète au cours de la période qui a immédiatement suivi le diagnostic. Le père parlait un peu l'anglais et nous étions capables de communiquer, mais je voulais m'assurer qu'il reçoive une information exacte. Au bout d'une ou deux rencontres, il m'a dit qu'il ne voulait plus de l'interprète, alors je lui ai demandé pourquoi. Il m'a dit: « Ils ne connaissent rien à la médecine et je pense qu'ils ne traduisent pas bien. » Alors nous nous sommes débrouillés vaille que vaille.

J'ai fait tout un génogramme avec une hispanophone parce que nous ne trouvions pas d'interprète. C'était tout simplement phénoménal, compte tenu de la quantité de données dont nous devions tenir compte. La famille venait d'un pays en développement et cette femme était venue jusqu'ici en passant par le Mexique pour faire traiter son enfant atteint de mucoviscidose. La maladie avait tué trois autres de ses enfants dans son pays. J'ai été bouleversée de l'apprendre en faisant le génogramme. Imaginez la souffrance qu'il y a à parler de ça par l'entremise d'un interprète. Nous avons réussi à communiquer avec les moyens du bord. Elle a apporté des photos de ses enfants morts et nous avons parlé d'eux. C'était si intense que je me suis dit que la présence d'un interprète aurait tout gâché. L'expérience aurait été totalement différente. On ne se rend pas compte de tout ce qui passe à travers la communication non verbale. Ça saute aux yeux en présence d'une barrière linguistique.

Les interprètes permettent à l'infirmière de franchir la barrière linguistique qui la sépare des allophones. Or, l'infirmière doit se rappeler que l'interprète a sur les situations un point de vue personnel qui risque de biaiser la communication verbale. Selon la théorie du **constructivisme** (Mahoney, 1991 ; Siegel, 1999), l'être humain trie l'information pour en tirer les éléments qui concordent avec sa propre conception des situations. L'infirmière doit donc garder à l'esprit que l'intervention d'un interprète est susceptible de déformer le contenu de la communication d'une part (Lynch, 1998) et qu'elle modifie la dynamique de la relation d'autre part (Ransom, Fisher, Phillips, Kokes et Weiss, 1990).

Les réponses que les expertes ont apportées à la question font ressortir l'importance de la réceptivité aux signaux non verbaux lors des rencontres avec des allophones. Selon Egan (2002), les professionnels doivent développer leur réceptivité au langage non verbal et apprendre à le décoder dans différentes situations. Il semble que les infirmières le fassent déjà. Des études portant sur la communication avec des allophones dans le contexte des soins intensifs ont en effet révélé qu'en l'absence d'un interprète les infirmières recouraient aux gestes et au langage corporel (Cioffi, 2003 ; Reimer Kirkham, 1998).

Question 3

Les hommes et les femmes réagissent-ils différemment à l'approche de collaboration ?

Réponse de Heather Hart :

Je ne pense pas que le sexe de la personne soit un facteur qui influe sur la collaboration. L'expérience m'a montré que la personnalité a plus d'importance, de même que la compatibilité entre la personnalité et mon approche. J'adapte mon approche au style de la personne. Par exemple, j'ai travaillé avec des gens d'affaires, hommes et femmes, qui aimaient les approches très structurées. J'ai donc planifié les entretiens et le processus de résolution de problème en fonction de leurs styles et de leurs préférences. Je structure toujours le premier entretien de la même manière puis, à mesure que j'apprends à connaître la personne et sa famille, j'adapte la démarche de collaboration en fonction de ce que j'ai découvert lors de cette première rencontre. Les variantes que j'apporte au travail de collaboration avec une personne ou une famille sont dictées par des différences de personnalités plutôt que par des différences liées au sexe.

Réponse de Joann Creager :

Intuitivement, je pense qu'il existe une différence entre la manière de collaborer des hommes et celle des femmes. L'expérience m'a montré qu'il est plus difficile de collaborer avec les hommes parce qu'ils ont un objectif à atteindre. Ils veulent prendre une décision et avancer vers l'objectif. Une fois qu'ils se sont fixé un objectif, ils y voient une affaire personnelle et ils ne veulent pas que moi, l'infirmière, je m'en mêle. Les femmes, en revanche, aiment aller à la découverte de ce qu'elles veulent et de la manière de l'obtenir.

Le sexe compte parmi les fondements de l'identité, et l'identité sexuelle influe sur tous les aspects du comportement. La biologie et la socialisation créent entre les hommes et les femmes des différences qui se manifestent dans leurs perceptions et leurs réactions ainsi que dans leurs manières de penser, d'interagir, de former des liens et de communiquer. Tannen (1990) a montré combien les hommes et les femmes diffèrent en ce qui a trait au traitement de l'information et à la communication. Quand vient le temps de parler de ses problèmes, une femme cherche la compréhension alors qu'un homme cherche des solutions (Allen, 2000 ; Steen et Schwartz, 1995). Par conséquent, il ne serait pas étonnant que les hommes et les femmes réagissent différemment à l'approche de collaboration.

Quelques chercheurs ont commencé à étudier la question des différences entre les hommes et les femmes en matière de collaboration. Certaines études ont révélé que les femmes accordent plus d'importance que les hommes à la participation aux décisions liées au traitement médical et aux soins infirmiers (Sainio et Lauri, 2003). Par ailleurs, d'autres études n'ont fait ressortir aucune différence entre les sexes pour ce qui est de la volonté de participer (Thompson, Pitts et Schwankovsky, 1993).

Bien que la plupart des chercheurs aient considéré le sexe comme une variable individuelle, le sexe de la dyade formée par l'infirmière et la personne n'est pas un facteur négligeable. Il semble en effet que les patients perçoivent et attendent des comportements différents des infirmières et des infirmiers, particulièrement en ce qui a trait aux soins (Ekstrom, 1999). Dans une méta-analyse de sept études par observation portant sur la communication entre les médecins et les patients, Hall et Roter (2002) ont indiqué que ces derniers étaient plus à l'aise, plus loquaces et plus sûrs d'eux en présence d'une femme médecin. En pratique générale, de plus, les patients étaient plus enclins à établir un partenariat avec les femmes médecins qu'avec les hommes. Street (2002) a étudié selon une perspective écologique les différences liées au sexe dans la relation entre les professionnels de la santé et les patients et les a reliées à une multitude de facteurs, dont les objectifs des uns et des autres, les styles de communication, les attentes et la capacité de décoder les messages. Une étude comparative des modes de communication entre médecins et patients dans différents pays d'Europe occidentale a démontré que la dyade femme-femme se distinguait des autres dans la mesure où les patientes parlent davantage aux femmes médecins (van den Brink-Muinen, van Dulmen, Messerli-Rohrbach et Bensing, 2002). La communication ouverte étant un élément clé du partenariat de collaboration, la recherche sur les dyades mérite d'être poussée. Il est important de reconnaître que le sexe ne constitue qu'un des nombreux facteurs susceptibles d'influer sur la communication et le style de résolution de problème (Street, 2002). Heather Hart a d'ailleurs indiqué que le sexe compte probablement moins que la personnalité des partenaires. Divers autres aspects de la personnalité peuvent en effet influer sur le partenariat de collaboration, telles la confiance en soi, la soumission à l'autorité et la timidité. Il est évident qu'il faudra procéder à d'autres recherches pour mieux départager l'influence du sexe et celle de la personnalité sur le partenariat de collaboration.

Question 4

Comment collaborer avec plusieurs membres d'une même famille ?

Réponse d'Irène Leboeuf, une infirmière qui travaille auprès de patients atteints de tumeurs cérébrales :

Le processus de collaboration est le même, qu'on travaille avec une ou plusieurs personnes. La collaboration avec une famille peut entraîner un surcroît de négociation, car les différents membres peuvent avoir des opinions différentes. Et avec plusieurs personnes au lieu d'une seule, il faut plus de temps pour négocier un objectif et les moyens de l'atteindre.

Collaborer signifie que je ne connais pas les réponses, mais que les personnes et leur famille les connaissent. En questionnant les gens, je les aide à trouver une réponse à ce qui les préoccupe, et cette réponse est meilleure que celle que j'aurais pu trouver. Les membres de la famille se connaissent eux-mêmes et se connaissent les uns les autres mieux que je ne pourrais jamais les connaître, et ils trouvent les meilleures réponses. Collaborer signifie aussi admettre qu'il n'y a pas de façon idéale de faire les choses. La collaboration avec une famille m'oblige à faire preuve de la souplesse nécessaire pour aider les gens à choisir l'approche la plus appropriée à la situation.

Réponse de Lucia Fabijan, une infirmière qui travaille auprès de personnes atteintes de maladies mentales :

Les étudiantes me demandent souvent : « Comment réussissez-vous à colla-borer quand il y a autant d'opinions sur une question que de membres dans une famille ? » Les principes de la collaboration sont les mêmes, qu'on travaille avec une personne ou quatre. C'est la complexité du travail qui augmente.

Il faut établir une relation avec chaque membre de la famille et inciter tout le monde à participer au processus. Il y a beaucoup plus de données à recueillir et à analyser, et c'est ce qui complique le travail. L'astuce, c'est de trouver un fil conducteur parmi toutes les exigences.

Il faut d'abord obtenir le point de vue de chacun des membres. Demander à chacun ce qu'il veut ou comment il voit la situation. En écoutant les membres de la famille s'exprimer, il est important de rester neutre et de ne pas se ranger à l'opinion d'un ou deux des membres. Si on veut travailler en collaboration avec une famille, il faut être ouverte à l'avis de chacun de ses membres.

Si une ou deux personnes prennent le plancher, il faut susciter la participation des membres moins bavards. On peut dire quelque chose comme : « Vous êtes quatre. Pour me faire une idée claire de la situation, je dois entendre chacun d'entre vous. Si je n'obtiens pas l'opinion de tous, ma vision sera déformée et nous ne prendrons peut-être pas les meilleures décisions pour ce qui est de notre façon de procéder. » J'utilise beaucoup le pronom « nous » tout au long de mon travail avec les gens. Je dis par exemple : « Nous allons étudier cela ensemble et nous allons trouver un moyen de composer avec cette situation. »

S'il y a consensus entre les membres de la famille, on peut les aider à produire des idées sur la façon d'atteindre leur objectif commun. Demandez à chacun ce qu'il est possible d'envisager. Si, à ce stade précoce, les membres de la famille demandent votre opinion, répondez que vous avez besoin de plus de temps pour les connaître et pour connaître leur situation. Après avoir procédé à une collecte de données et pris connaissance de leur situation, vous pourrez exposer aux membres de la famille l'opinion que vous vous serez forgée à partir de l'information qu'ils ont fournie.

Si, par contre, les objectifs ou les perceptions des membres de la famille semblent diverger, écoutez attentivement toutes leurs opinions. Résumez celle de chaque membre et vérifiez auprès de la famille entière si votre résumé est exact. Si tous sont d'accord avec votre résumé, demandez-leur s'ils voient un lien entre leurs différents points de vue ou objectifs.

S'ils n'en voient pas, vous pouvez leur faire part de ceux que vous avez vus, car vous possédez de l'expertise et pouvez vous en servir pour aider la famille.

À chaque étape du processus, vous devez demander à tous les membres de la famille ce qu'ils veulent faire et comment ils veulent procéder. Compte tenu de la quantité d'information que vous accumulez, vous devez vraiment écouter et analyser pour travailler en collaboration avec une famille. Vous devez poser aux membres de la famille des questions qui les inciteront à réfléchir et à résoudre le problème collectivement, en s'appuyant sur leurs forces et leurs aptitudes.

J'ai déjà travaillé avec une famille dont la mère était atteinte de dépression depuis des années. Elle volait à l'étalage. Chaque membre de la famille avait un point de vue particulier sur la situation et chacun avait une explication pour le comportement de la patiente. Pour le premier, le problème résidait dans le vol à l'étalage et la mère devait faire quelque chose pour y remédier. Pour le deuxième, c'était le couple qui était en difficulté. Le troisième pensait qu'ils étaient tous « cinglés » et qu'ils allaient se débrouiller tout seuls. Mon rôle a consisté à prendre toutes les opinions comme si c'était des fils et à en faire une tapisserie. J'ai présenté mon résumé aux gens et je leur ai demandé s'ils l'approuvaient : « Est-ce dans cette direction que vous désirez aller en tant que famille ? » J'ai dû conceptualiser ce qui était commun à tous et ce, d'une manière concrète qui leur permettrait de s'entendre sur des objectifs communs.

La négociation des objectifs est beaucoup plus difficile quand on a quatre personnes devant soi.

Réponse de Jackie Townshend :

La collaboration avec une famille est parfois difficile. Ça peut demander beaucoup de travail ! Dans ma pratique auprès de familles dont un enfant est atteint de mucoviscidose, il arrive souvent qu'un parent me demande de dire à l'enfant de faire une chose qu'il ne veut pas faire. Autrement dit, un membre de la famille veut que « j'arrange » le comportement d'un autre à sa place. Par exemple, un père me téléphone la veille du rendez-vous de sa fille de quatorze ans à la clinique. Il me dit qu'elle n'a pas pris ses médicaments. Il lance : « Elle va à la clinique demain, mais elle ne sait pas que je vous parle. Je veux que vous mettiez votre poing sur la table et que vous lui disiez qu'elle doit prendre ses médicaments. Salut ! »

Dans une telle situation, la collaboration veut que je n'obtempère pas immédiatement. J'ai besoin de réfléchir pour trouver un moyen de collaborer avec tout le monde, et pas seulement avec un membre de la famille. Comment répondre à la préoccupation justifiée du père, sans pour autant aliéner l'autre personne avec laquelle je dois collaborer, c'est-à-dire l'adolescente atteinte de mucoviscidose ? On marche sur des œufs. Collaborer avec le père suppose que je reconnaisse son inquiétude et que j'analyse ses attentes. La collaboration demande de l'honnêteté et de la sincérité de la part de l'infirmière. J'ai une opinion et je dois l'exprimer de manière claire et nette aux autres personnes intéressées. Dans ce cas-ci, je dois m'assurer que le père comprenne qu'à mon avis le fait de « mettre mon poing sur la table » ne va pas donner de bons résultats. Je dois conserver ma crédibilité et mon intégrité auprès de l'adolescente et collaborer avec elle également. J'explique donc tout cela au père. Nous étudions ensemble toutes les manières possibles de procéder, par exemple que le père fasse part à sa fille de ce qu'il m'a dit à propos des médicaments ou que moi, j'en discute directement avec l'adolescente. J'amène le père à choisir l'option qui lui cause le moins d'embarras. Il faut être en mesure de proposer des options avec lesquelles on est à l'aise aussi.

Les secrets entre l'infirmière et un membre de la famille en particulier n'ont rien de bon. Je veux que tout le monde connaisse l'ordre du jour (discuter de la question des médicaments dans ce cas-ci). Ce que veulent les parents, au fond, c'est que l'infirmière reconnaisse l'anxiété qu'ils éprouvent quand leur enfant ne prend pas ses médicaments.

Friedman et ses collègues (2003) ont noté que la collecte des données, la planification et l'intervention sont plus longues et plus complexes quand l'infirmière travaille avec une famille plutôt qu'avec une seule personne. Nos cliniciennes expertes s'entendent pour dire que le processus de collaboration et les principes qui le gouvernent ne varient pas, mais que le travail gagne en complexité. Le nombre de permutations et de combinaisons s'accroît de manière exponentielle avec chaque personne qui s'ajoute à l'interaction. Un partenariat entre deux personnes crée une relation seulement, tandis qu'un partenariat à quatre fait passer le nombre de relations à six.

Question 5

Est-il possible de collaborer avec des personnes qui ont de la difficulté à exprimer leurs besoins et leurs objectifs ?

Réponse de Lucia Fabijan :

La capacité de s'exprimer varie d'une personne à l'autre. On entend parfois les infirmières dire : « C'est impossible de collaborer avec cette personne. Elle est incapable d'exprimer ses objectifs. » Je pense qu'elles ont tort. Évidemment, plus une personne est habile à communiquer et à exprimer ses objectifs, plus il est facile de collaborer avec elle d'une façon ou d'une autre. Mais l'expérience m'a montré qu'il est possible de collaborer avec les personnes qui ont du mal à s'exprimer, même si cela comporte des difficultés particulières. Les personnes atteintes de maladies mentales ont parfois beaucoup de difficulté à formuler leurs objectifs. Il faut travailler plus fort et plus longtemps pour les aider à réfléchir et à exprimer leurs idées. Je commence par poser plusieurs questions générales comme : « De quoi voulez-vous parler ? » ou « À quoi pensez-vous ? » À mesure que les personnes parlent, je souligne les forces que je suis capable de déceler. Si j'entends parler d'un comportement nuisible pour la santé, je leur demande si cela représente un problème pour elles ou si elles aimeraient y changer quelque chose. Certaines personnes sont capables de répondre à ces questions générales d'exploration et finissent par énoncer ce qu'elles veulent accomplir.

D'autres personnes sont incapables d'en dire beaucoup ou de formuler des objectifs précis. Elles me diront par exemple qu'elles désirent être moins en colère sans pour autant être capables d'expliquer ce qui les met en colère. Je dois donc les aider à préciser leur objectif. Pour ce faire, je peux revenir avec elles sur les expériences ou les événements associés aux sentiments de colère. Je décortique l'événement jusque dans ses moindres détails. À la fin de cette analyse très fouillée, beaucoup de gens sont capables de discerner ce qui les met en colère. Avec d'autres, je dois présenter mes idées sur les causes possibles de la colère, puis leur demander si mon interprétation est juste.

Certaines personnes posent des questions qui traduisent leurs objectifs. L'information que je recherche est contenue dans ces questions, mais elle est présentée de manière ambiguë. Il faut écouter très attentivement la personne. Il arrive souvent que les objectifs soient évidents mais qu'ils ne soient pas présentés comme tels.

Quand j'aide très activement une personne qui a de la difficulté à formuler ses objectifs, je lui dis toujours ceci à la fin de notre exploration : « Je vous ai posé beaucoup de questions. Vous, en avez-vous à me poser ? » De cette manière, je souligne que notre exploration a un caractère de collaboration, et je donne à la personne l'occasion de jouer un rôle plus actif.

Réponse de Joann Creager :

En un mot, oui, mais ce n'est pas toujours évident. Un bon nombre des personnes âgées avec lesquelles je travaille sont atteintes de démence, et la communication pose des difficultés. Les infirmières sont capables de communiquer avec certains patients et incapables avec d'autres. Il faut trouver la clé, la petite fenêtre qui permet d'entrer dans le monde du patient et de comprendre son point de vue.

Je vais vous donner un exemple. L'une de mes patientes avait subi une série d'accidents vasculaires cérébraux qui avaient entraîné une démence vasculaire importante. Sa capacité de communiquer verbalement avait énormément diminué, et elle avait des épisodes d'agitation extrême. Les infirmières avaient de la difficulté à communiquer avec elle et à trouver des moyens de contenir son agitation. J'ai décidé de passer du temps avec elle afin de mieux la comprendre en tant que personne et de trouver une façon de communiquer avec elle. Au début, je lui rendais visite pendant que ses amis étaient là, et j'ai appris d'eux qu'elle avait été très tendre et très généreuse. J'observais des accès périodiques de frustration, même en présence de ses amis, quand elle parlait d'elle à la troisième personne. Elle disait : « Elle ne va pas très bien », « Elle a des problèmes » et « Elle ne sait pas quoi faire. » Nous nous demandions tous qui était cette « elle ». Nous ne savions pas à ce moment-là que la patiente parlait en réalité d'elle-même. Les AVC avaient atteint le centre du langage. Ses amis ne comprenaient pas de qui elle parlait et, souvent, ils ne réussissaient pas à calmer son angoisse. Une fois que j'ai compris qu'elle parlait d'elle-même, j'ai été capable de parler de ses préoccupations avec elle. J'ai donc pu reconnaître son sentiment de deuil et lui montrer ce qu'elle était encore capable de donner. J'ai ainsi réaffirmé son identité personnelle. Mieux encore, j'ai commencé à communiquer avec elle dans son langage en m'adressant à elle à la troisième personne. Ses réactions m'ont prouvé que j'avais visé dans le mille. Elle s'est calmée et elle était capable de discuter de ses préoccupations. Une fois qu'on a trouvé le moyen de communiquer, on peut collaborer. Collaborer, c'est découvrir ce qui compte pour la personne et travailler avec elle.

La collaboration peut prendre plusieurs formes et se ramener simplement à donner un choix. Nous nous occupions par exemple d'un patient semi-comateux qui était hospitalisé depuis six mois. Personne ne connaissait la cause des lésions neurologiques, mais elles étaient manifestement irréparables. Le patient agitait le bras. Certaines infirmières y voyaient un geste d'agressivité, d'autres une tentative en vue de toucher quelqu'un. Un soir, l'infirmière de quart s'est aperçue qu'il essayait de parler. Elle a commencé à chanter dans l'espoir de le calmer. Alors il a essayé de chanter avec elle. L'infirmière lui a aussi proposé des choix simples : « Voulez-vous qu'on allume ou qu'on ferme la lumière ? Voulez-vous qu'on ouvre ou qu'on ferme la porte ? » L'homme est graduellement devenu plus vigilant et il a commencé à prononcer des mots. Le premier qu'il a articulé était le nom de cette infirmière.

Les exemples cités par les expertes montrent bien que la communication fait partie intégrante du partenariat de collaboration. L'infirmière est capable de travailler en collaboration avec des patients dont la capacité de communiquer est limitée : les nourrissons, les personnes comateuses, les personnes atteintes de différentes formes de démence et les personnes qui parlent une langue étrangère. Il incombe toutefois à l'infirmière de trouver la façon d'entrer en contact et de communiquer avec eux.

Une fois que s'est établie une forme de communication entre l'infirmière et la personne, un partenariat de collaboration peut se créer. Cependant, il n'aura pas le même caractère que le partenariat établi avec une personne apte à exprimer clairement ses pensées, ses opinions et ses préférences. Il est possible d'instaurer des formes simples du partenariat de collaboration avec les personnes qui ont une capacité de communication très limitée et avec celles qui souhaitent une participation réduite au processus décisionnel. Ces formes simples du partenariat consistent par exemple à donner des choix à la personne ou à lui demander ses préférences.

Nous avons indiqué à maintes reprises que le respect compte parmi les éléments essentiels du partenariat de collaboration. Les réponses de nos expertes traduisent éloquemment le respect qu'elles ont envers les personnes dont elles s'occupent.

Question 6

Comment collaborer avec des personnes incapables de communiquer en raison d'une maladie aiguë ou en phase terminale ?

Réponse de Heather Hart :

Certains patients hospitalisés dans une unité de soins palliatifs tombent dans le coma avant de mourir. Mais je les connaissais avant qu'ils ne deviennent incapables de communiquer. Alors je m'appuie sur la relation que j'ai eue avec eux et sur mes collectes de données antérieures pour continuer de travailler en collaboration. Je sais ce qu'ils désiraient et je connais le type de soins qu'ils voulaient, et je continue à travailler dans le sens des besoins ou des objectifs qu'ils avaient exprimés. Cela facilite la poursuite de la collaboration.

Je me suis déjà occupée d'une jeune femme qui portait toujours de jolis pyjamas à l'hôpital et qui se souciait beaucoup de son apparence. Elle avait toujours refusé de porter une chemise d'hôpital. Alors quand elle est tombée dans le coma, je lui ai mis son pyjama de satin. Je connaissais déjà cette femme et je tenais à respecter encore ses préférences et ses souhaits.

Certains patients arrivent à l'unité de soins palliatifs déjà inconscients. La collaboration est plus difficile encore dans ces cas, mais je cherche quand même à collaborer d'une façon ou d'une autre avec ces patients. Je ne me contente pas de leur donner les soins de routine et de répondre à leurs besoins physiques. Je continue à leur parler comme s'ils allaient me répondre. Je leur pose des questions et je leur dis ce que je m'apprête à faire. Il est important de prendre le temps d'observer le comportement et le langage corporel des patients. On peut capter des signes subtils qui nous indiquent ce qui pourrait leur être utile.

Si la personne est entourée d'amis et de membres de sa famille, il faut collaborer avec eux. Ils peuvent nous renseigner sur la personne et sur ses objectifs en matière de soins. Je dis par exemple : « Votre père ne peut pas parler. Avez-vous déjà discuté avec lui de ce qu'il souhaiterait dans ces circonstances ? » ou « Quelle serait pour moi la meilleure manière d'aider votre père ? »

Réponse d'Irène Leboeuf :

La communication est très importante dans le processus de collaboration, alors je fais tout en mon pouvoir pour trouver un moyen de communiquer avec le patient. Je m'occupe de patients atteints de tumeurs cérébrales. Si une patiente comprend mais ne peut parler, je continue de la faire participer aux réunions de famille. Je demande souvent aux membres de la famille s'ils sont d'accord. S'ils ne le sont pas, je dis à la patiente que je vais rencontrer les membres de sa famille et que je lui rendrai compte des discussions. S'ils sont d'accord, je peux observer le comportement non verbal de la patiente et évaluer ses réactions. J'essaie aussi d'enseigner aux membres de la famille comment continuer à collaborer avec la patiente. Je donne l'exemple des comportements à avoir avec la patiente (comme lui demander son opinion, lui parler, etc.), qui ne comprend peut-être pas ce qui se passe. Les orthophonistes peuvent aussi enseigner à communiquer plus efficacement.

L'une des idées fausses les plus répandues à propos du partenariat de collaboration veut que la collaboration ne soit possible qu'avec des personnes intelligentes, instruites et capables d'exprimer leurs besoins et de formuler leurs objectifs. La collaboration suppose plutôt que l'infirmière reconnaisse les capacités et les compétences particulières de chaque personne, qu'elle s'y adapte et qu'elle les exploite.

Les réponses des expertes prouvent qu'il existe différentes façons de « faire la connaissance d'une personne » (*voir le chapitre 3*). Les aptitudes aux relations interpersonnelles et à la communication constituent la clé du processus (Roberts, 2002). Lorsque les circonstances empêchent une prise de contact directe, l'infirmière peut toujours passer par les proches de la personne. Si l'infirmière s'est occupée du patient avant qu'il ne soit incapable de communiquer, elle peut s'appuyer sur les connaissances déjà acquises pour prodiguer ses soins conformément aux désirs du patient. La personne est toujours au cœur des soins dans un partenariat de collaboration. Le défi, pour l'infirmière, consiste à conserver à la personne son rôle de partenaire, même si sa capacité de participer activement a décliné.

LES MILIEUX DE PRATIQUE ET LA DURÉE

Question 7

Quel est l'effet du milieu de pratique sur le partenariat de collaboration ?

Réponse de Joann Creager :

Je travaille dans une clinique externe, dans une unité de soins gériatriques actifs et dans une unité de soins prolongés. En milieu hospitalier, les gens se trouvent dans mon territoire. Cela me donne un pouvoir que j'essaie de minimiser quand je cherche à travailler en collaboration. Mais je sais que si je le voulais, je pourrais me servir de ce pouvoir jusqu'à un certain point. Ce n'est pas la même chose quand on travaille en clinique externe, en clinique de soins ambulatoires ou dans la communauté. Là, on est dans le territoire des gens. Il est encore plus important que l'infirmière écoute attentivement les souhaits des clients. Si les gens n'aiment pas ce qu'on fait, ils ne reviendront pas. Si on tient à abattre du travail avec eux, il faut découvrir ce qu'ils veulent vraiment accomplir et les convaincre qu'on peut le faire ensemble. Je crois que c'est là la principale différence. Ils sont aux commandes, c'est clair, et on se situe en périphérie, au lieu de l'inverse. Les stratégies de partage du pouvoir peuvent être utiles et on peut les modifier en fonction du milieu de pratique. Dans les situations où l'infirmière travaille avec une personne dans divers milieux et a déjà établi une relation avec elle, le milieu prend moins d'importance.

Réponse de Jane Chambers-Evans, une infirmière qui travaille auprès d'adultes dans une unité de soins intensifs :

En tant que spécialiste des soins intensifs aux adultes, je rencontre souvent les gens au beau milieu d'une situation de crise. Dans l'approche de collaboration, l'un de mes rôles est d'aider les membres de la famille à se décrire à l'équipe de soins afin que nous nous fassions une idée de qui ils sont, de leurs valeurs, de leurs croyances, de leur vision de la situation et de leurs expériences passées. Je construis une image du patient et de sa famille afin que l'équipe de soins puisse comprendre leur contexte de vie et leur offre des choix de traitement conformes à leurs valeurs et à leurs croyances. C'est du moins ainsi que je conçois l'amorce de la relation.

En sciences infirmières, il est reconnu que la personne et son environnement sont inextricablement liés. On ne peut comprendre les modes de comportement qu'en les situant dans le contexte matériel et temporel qui constitue l'environnement global (Kulbok, Gates, Vincenzi et Schultz, 1999). Le comportement des gens varie selon les environnements, car il est gouverné par des normes et des attentes différentes. Les êtres humains façonnent leur environnement, et l'environnement influe en retour sur leur comportement. L'environnement peut se répercuter sur le partenariat de collaboration tout comme il peut avoir un effet sur la santé, la maladie et la guérison.

Quel que soit le milieu de pratique de l'infirmière, l'environnement comprend des éléments animés, soit les relations et les interactions entre les personnes, et des éléments inanimés, c'est-à-dire l'espace physique et son aménagement.

Les observations de Joann Creager laissent penser que la répartition du pouvoir est surtout influencée par l'environnement dans lequel se déroulent les rencontres entre l'infirmière et la personne. La culture organisationnelle de l'établissement de soins de santé, son aménagement physique et l'utilisation de l'espace traduisent la répartition du pouvoir entre les professionnels et les patients. Dans un centre hospitalier, les infirmières sont en terrain connu et bénéficient par conséquent de la majeure partie du pouvoir. Même la plus affirmée des personnes se sent vulnérable et impuissante pendant un séjour à l'hôpital. Elle est étrangère à ce milieu, à sa structure organisationnelle et à ses règles particulières, et elle dépend de l'infirmière pour ses soins et sa sécurité. À domicile, cependant, les rôles sont inversés, et l'infirmière a moins de prise sur la situation (Jansson, Petersson et Uden, 2001). L'infirmière est une invitée dans la maison de la personne et elle doit se conduire en conséquence. Les établissements de soins ambulatoires se situent à mi-chemin. L'infirmière s'y trouve en territoire familier, mais la personne est aussi moins dépendante. Et, en définitive, c'est elle qui décide de se présenter ou non à ses rendez-vous avec l'infirmière.

Dans une étude menée en Suède sur la création des conditions propices à une relation de collaboration durable entre les infirmières et les parents de nouveau-nés, les infirmières ont insisté sur l'importance du lieu de la première rencontre (Jansson et al., 2001). Selon elles, le centre hospitalier était moins approprié que le domicile, en raison du manque de temps, de l'atmosphère fébrile, des interruptions incessantes, du statut professionnel de l'infirmière et de la prédominance des activités médicales. D'autres études portant sur les aidants ou les parents de patients hospitalisés tendent à confirmer que le milieu influe sur le comportement et les interactions des infirmières et des professionnels. Allen (2000) a constaté que les aidants sont moins à l'aise de s'occuper de la personne dans un centre hospitalier et ont plus de difficulté à négocier leur rôle avec les infirmières dans ce contexte qu'à domicile. Lors d'une étude visant à déterminer les rôles des parents et des professionnels de la santé dans les soins d'enfants ayant des besoins complexes, les professionnels ont avancé que les parents exerçaient plus de pouvoir chez eux qu'à l'hôpital. Les parents, pour leur part, jugeaient qu'il était difficile d'exercer quelque pouvoir que ce soit, même dans les soins à domicile de leur enfant (Kirk, 2001).

Question 8

Est-il possible d'utiliser une approche de collaboration lorsque les rencontres entre l'infirmière et la personne sont brèves, dans un service d'urgences ou un centre de santé pour étudiants, par exemple ?

Réponse d'Irène Leboeuf :

Oui, car la collaboration est une position ou une philosophie qui structure l'approche de soins. Tous les comportements, même les plus simples (accueillir les gens, par exemple), expriment aux gens que nous les considérons comme des partenaires. Les mots que nous choisissons et la façon dont nous agissons peuvent servir à exprimer que nous souhaitons travailler en partenariat. Je pense que je peux exprimer une attitude de collaboration au cours d'une rencontre de deux minutes. Tout est dans la manière dont j'aborde la famille. Si je dis « Bonjour, heureuse de faire votre connaissance ! », que je serre la main des gens et que je me présente, je témoigne du respect.

Réponse de Heather Hart :

En soins palliatifs, je ne sais jamais si mon patient sera encore là le lendemain. Certains patients ne passent que très peu de temps dans l'unité. Il est très important d'établir rapidement une relation de collaboration, car c'est peut-être la seule et unique occasion que j'aurai. J'ai déjà travaillé avec une jeune femme atteinte d'un cancer à un stade très avancé. De ma vie, je n'avais jamais vu quelqu'un de si émacié. Mais cette femme avait quelque chose de spécial, un rayonnement incroyable. Un jour, je m'occupais d'elle pendant l'avant-midi et, vers midi, je lui ai dit comme ça : « Vous dégagez quelque chose de vraiment extraordinaire. » En le disant, je pensais : « Quelle ironie, quand même, que tant de chaleur et d'intensité émanent d'un corps aussi fatigué ! » Péniblement, la patiente va jusqu'à son bureau et en retire une enveloppe cachetée. Elle me montre une photo d'elle prise dix mois plut tôt : une femme en maillot de bain, aux formes généreuses, en vacances, souriante. C'était sa manière de dire : « Voici qui je suis. » La photo rendait la vitalité que j'avais perçue.

Ce fut le déclencheur d'une discussion à propos des nombreux changements qu'elle avait vécus. Le plus grand de ces changements était celui de son apparence physique. Cette discussion m'a vite appris que son objectif était d'éviter l'amertume. Elle m'a dit : « Je ne veux pas devenir amère, je veux demeurer qui je suis, garder cet esprit, l'essence de ce que je suis malgré ce qu'on voit de moi à l'extérieur. » Je venais à peine de faire la connaissance de cette femme à ce moment-là, mais j'ai été capable de connaître rapidement ses objectifs, et notre relation de collaboration s'est poursuivie pendant une quinzaine de jours. Je pense que la collaboration peut s'établir en un laps de temps très court. Il faut être présente dans le moment et capter les signaux qui indiquent que la personne accepte qu'on aborde ce sujet avec elle.

Les deux expertes s'entendent pour dire qu'il est possible d'utiliser une approche de collaboration lors de rencontres brèves. Irène Leboeuf témoigne de l'importance primordiale que revêt alors le langage verbal et non verbal de l'infirmière. Comme nous l'avons indiqué au chapitre 5, le langage qu'utilisent les professionnels de la santé véhicule d'importants messages sur la répartition du pouvoir.

L'exemple cité par Heather Hart prouve que l'infirmière peut établir un partenariat de collaboration avec une personne qu'elle connaît depuis peu. L'infirmière doit toutefois posséder suffisamment d'expertise pour bien choisir les questions qui lui permettront de recueillir l'information pertinente en un temps relativement court. Il est faux de croire que l'établissement d'un partenariat de collaboration est forcément un long processus. Certes, il faut parfois du temps pour acquérir une connaissance approfondie de la personne et de sa situation. Il n'en reste pas moins que l'infirmière rencontre beaucoup de gens en période de changement, de crise ou de transition. Rendus vulnérables par les circonstances, les gens sont alors plus enclins à nouer des relations avec l'infirmière, ce qui peut assurément accélérer la création d'un partenariat de collaboration.

Divers facteurs temporels peuvent influer sur le comportement de l'infirmière et de la personne et, par conséquent, sur leur aptitude à la collaboration. Ainsi, la quantité de temps qui peut être consacrée à leurs interactions se répercute sur la qualité du partenariat (*voir le chapitre 4*).

Question 9

Quels sont les avantages d'une collaboration prolongée ?

Réponse d'Irène Leboeuf :

L'un des avantages d'une collaboration prolongée est que l'infirmière possède déjà des connaissances sur la personne lorsqu'une crise survient. Je me suis déjà occupée d'un patient qui venait d'être opéré et qui tenait beaucoup à ce qu'on réponde à ses questions. Trois mois après la crise, le patient et les membres de sa famille ne se rappelaient pas qu'il avait eu cette force. Je leur dis : « Il y a trois mois, j'ai remarqué que M. Jones était très tenace. On a tendance à oublier les outils qu'on possède quand on traverse une période difficile. Vous pourriez peut-être faire appel à cette ténacité maintenant ? » Ce genre de connaissance est plus difficile à acquérir quand on travaille à court terme.

Réponse de Diane Lowden, une infirmière qui travaille auprès de personnes atteintes de sclérose en plaques :

Je travaille avec des patients que nous suivons pendant une très longue période. Il y a maintenant six ans que je travaille à la clinique de la sclérose en plaques, et j'interviens encore auprès de personnes que j'ai rencontrées la première semaine. J'essaie de rencontrer les gens dès leur première visite à la clinique. Cela me permet de les informer sur ce que nous pouvons leur offrir, sur les problèmes que nous pouvons aborder ensemble et sur la façon dont nous allons travailler. J'essaie d'indiquer aux gens en quoi je pourrai leur être utile. Je leur propose de travailler sur telle ou telle chose. Je pense qu'il est utile de préparer le terrain dès le début de la relation avec des gens qu'on accompagnera dans une longue trajectoire. Nous déterminons ensemble les moments où il serait utile que nous nous rencontrions. Je pense que le fait d'établir ces paramètres très tôt facilite la collaboration dans l'avenir.

L'un des avantages de la collaboration à aussi long terme réside dans le fait que je connais bien les gens. Je connais leur vie quotidienne, leurs valeurs et leurs croyances, leurs priorités, leurs ressources, leurs forces personnelles et leur manière de réagir au stress et aux événements de la vie quotidienne. Ce genre d'information et de compréhension ne peut s'acquérir qu'avec le temps, à force de vivre des situations. Il existe néanmoins des cas où il est possible de parvenir à une connaissance approfondie de la personne « en accéléré ». Il faut un sens de l'observation aiguisé, de la sensibilité, d'excellentes aptitudes à la communication et un sens aigu de l'à-propos pour capter l'essence d'une personne en un court laps de temps.

Il faut du temps pour établir un partenariat de collaboration. Le temps permet en effet à l'infirmière d'acquérir à propos de la personne des connaissances qui facilitent considérablement la collaboration. La première phase du partenariat de collaboration est celle de la prise de contact (*voir le chapitre 3*). Plus l'infirmière connaît la personne, plus la relation gagne en force et en profondeur, ce qui facilite le déroulement des phases suivantes. Quand elle côtoie la personne longtemps et l'accompagne à travers diverses expériences, l'infirmière connaît d'elle des facettes que des rencontres brèves et épisodiques ne permettent pas de révéler.

Le poids de la première rencontre varie selon qu'elle sera suivie ou non par d'autres. S'il s'agit de la première d'une longue série, l'infirmière en profite pour camper le décor. En Suède, un groupe de chercheurs s'est penché sur les perceptions qu'avaient des infirmières en santé publique de leurs premières rencontres avec des parents de nouveau-nés. Les infirmières estimaient que la première rencontre à domicile donnait le ton des entretiens futurs ; elles trouvaient très important d'éviter de tabler sur leur statut afin d'interagir sur le plan personnel et non professionnel (Jansson et al., 2001). Si la première rencontre est aussi la dernière, l'infirmière doit en créer les conditions avec beaucoup de doigté, comme le souligne Diane Lowden.

Pour jeter les bases d'une relation, l'infirmière peut recourir à quelques-unes des stratégies que nous avons décrites au chapitre 5. Nous avons par exemple indiqué qu'il est utile de discuter explicitement des attentes de la personne en matière de collaboration, des bénéfices de cette approche et du rôle de chaque partenaire.

Le stade de la maladie est un autre des facteurs temporels à considérer. En phase aiguë ou en période de crise, la capacité de collaborer de la personne peut être momentanément amoindrie. La collaboration demeure possible, mais sa forme peut varier. Ainsi, la situation peut obliger l'infirmière à prendre les commandes et à se montrer plus directive. L'infirmière doit sans cesse évaluer le degré de collaboration dont elle peut s'attendre d'une personne et modifier son approche en fonction de ses conclusions. Si elle estime que la personne est incapable de collaborer, elle s'acquittera de la majeure partie du travail, sans pour autant renoncer aux objectifs fixés avec la personne ni négliger son point de vue. À mesure que la crise se dissipera et que la personne se rétablira, l'infirmière devra recommencer à solliciter sa participation. L'infirmière jouera encore un rôle très actif et aidera la personne à assumer une part grandissante des responsabilités.

RÉSUMÉ

Nous avons présenté au chapitre 4 quelques-uns des facteurs qui influent sur le partenariat de collaboration. Dans le présent chapitre, nous avons traité d'aspects du partenariat de collaboration qui posent des difficultés particulières aux infirmières. Fortes d'un vaste bagage de connaissances et d'expérience, nos cliniciennes expertes nous ont expliqué comment elles franchissaient ces obstacles. La culture, le sexe, les croyances, la langue et les aptitudes à la communication de la personne peuvent constituer des embûches, mais l'infirmière doit savoir les reconnaître, les accepter et les surmonter.

Les difficultés que nous avons abordées font ressortir la complexité du partenariat de collaboration. On assiste en ce moment à l'émergence d'une tendance dans la recherche sur la prestation des soins de santé : la volonté de comprendre les effets de la culture et du sexe sur la santé et les soins de santé. De trop rares études ont porté sur les effets de ces facteurs sur le partenariat de collaboration. Il semble néanmoins que leurs répercussions soient réelles et suffisamment importantes pour justifier de plus amples recherches.

Le contexte et le temps se répercutent sur le partenariat de collaboration. Les divers milieux de soins, qu'il s'agisse du centre hospitalier, de la clinique ou du domicile, présentent chacun leur lot de difficultés. L'infirmière doit être consciente des caractéristiques physiques, environnementales et organisationnelles d'un milieu et discerner leurs effets sur le partenariat de collaboration. Certaines caractéristiques sont immuables, mais d'autres peuvent être modifiées. C'est sur celles-ci que l'infirmière doit concentrer ses efforts.

TERMES CLÉS

constructivisme   **savoir culturel**
enculturation   **sensibilité culturelle**
ethnocentrisme

Chapitre 8

LA FOIRE AUX QUESTIONS II :
LA COLLABORATION ET
LA RELATION INFIRMIÈRE-PERSONNE

Je pense qu'il existe plusieurs façons de traverser l'expérience de la maladie…
Je suis curieuse et ouverte à leur expérience, et je veux la comprendre de leur
point de vue… L'expérience leur appartient, de même que leur manière de
la vivre.

– Gillian Taylor, infirmière

Après avoir lu ce chapitre, vous pourrez :
- décrire quelques-unes des difficultés associées à toute relation d'aide et expliquer comment elles se manifestent dans un partenariat de collaboration ;
- énumérer différentes façons de surmonter ces difficultés dans votre pratique.

Dans ce chapitre, nos cliniciennes expertes s'expriment à propos des difficultés reliées à la relation infirmière-personne et proposent des pistes de solution. Elles traitent notamment de la collaboration avec des personnes ayant des attentes particulières à l'égard de leur relation avec l'infirmière, du rôle des partenaires ainsi que de l'expérience et de la formation de l'infirmière. Elles se penchent par ailleurs sur la question des limites entre le partenariat professionnel et d'autres formes de partenariat, dont l'amitié. La question de la sécurité personnelle et des modalités de la communication les amène ensuite à aborder les diverses formes et variantes du partenariat de collaboration.

Bien que nous ayons décrit le processus du partenariat de collaboration au chapitre 3, nous n'avons pas traité de la fin de cette relation, ce que nous ferons ici. Nous étudierons en outre les limites et les bienfaits du partenariat de collaboration du point de vue de nos expertes.

Question 1

Certaines personnes pensent que les professionnels sont des « experts » qui ont toujours raison. Une infirmière peut-elle établir un partenariat de collaboration avec ces personnes ?

Réponse de Cindy Dalton, une infirmière qui travaille en milieu communautaire :

Les gens qui considèrent les professionnels de la santé comme des experts s'attendent à ce que l'infirmière prenne les initiatives et régisse tant les interactions que les soins. Or, les gens peuvent apprendre à collaborer avec nous, et nous pouvons leur enseigner à collaborer. La collaboration varie selon les gens, et l'infirmière doit adapter le processus aux capacités de chacun. Il faut être moins directive avec une personne qui veut gérer ses soins ou qui a de bonnes aptitudes à la résolution de problème. Et on peut être plus directive avec une personne qui s'attend à recevoir des conseils d'expert. Il n'en reste pas moins qu'il faut toujours s'efforcer de transférer le pouvoir. À chaque rencontre, on cherche des occasions de lui donner plus de pouvoir.

Quand on travaille avec une personne qui considère le professionnel comme un expert, il est important que nous endossions ce rôle au début. Ce genre de personne pose habituellement beaucoup de questions. Quand elle pose une bonne question, nous pouvons le lui dire. Cela lui donne confiance en sa capacité de participer à ses soins. Puis, à mesure que le type ou la nature des questions qu'elle pose évolue, on peut lui faire remarquer qu'elle a maîtrisé un sujet. Nous lui faisons alors prendre conscience de sa propre capacité d'acquérir et de maîtriser de l'information ou des habiletés.

Certaines personnes ont de la difficulté à se rendre compte qu'elles apprennent et nous disent qu'elles ont encore besoin de nous et de nos connaissances spécialisées. Je leur dis que je ne vais pas les laisser tomber, même quand elles auront l'expertise qu'elles ont acquise. Mais si l'évaluation révèle qu'elles se débrouillent très bien, qu'elles ont acquis les connaissances et qu'elles sont capables de résoudre les problèmes efficacement toutes seules, il faut le souligner. Nous pouvons leur donner des exemples précis et concrets de choses qu'elles savent et de situations dont elles se sont bien tirées. Nous pouvons insister constamment sur leur expertise. À force de rétroaction, beaucoup de gens finissent par croire à leurs connaissances et à leurs capacités et deviennent de véritables partenaires.

Réponse de Diane Lowden, une infirmière qui travaille auprès de personnes atteintes de sclérose en plaques :

Certaines personnes sont très motivées à établir un partenariat de collaboration. Elles veulent vraiment travailler de cette façon avec les professionnels de la santé, et elles sont capables de le faire. Elles se lancent sans hésiter dans le processus de collaboration et dans l'exploration qu'il comporte. D'autres personnes trouvent l'approche un peu surprenante. Elles ne savent trop comment réagir quand on leur pose des questions exploratoires comme « Parlez-moi de... » ou « Comment aborderiez-vous ce problème ? » et qu'on essaie de préparer le terrain pour un partenariat de collaboration. Elles sont probablement habituées à rencontrer des professionnels de la santé qui leur disent quoi faire. Elles ont besoin d'un peu de temps pour comprendre et accepter un concept aussi inédit pour elles. Mais elles peuvent certainement y parvenir.

Réponse de Deborah Moudarres, une infirmière qui travaille auprès de personnes atteintes de maladies mentales :

Il est difficile de collaborer avec certaines personnes, car elles s'attendent à ce que l'infirmière prenne les commandes et résolve leurs problèmes. Si j'utilisais une approche hiérarchique traditionnelle, je prendrais un ton d'experte et je leur dirais : « Voici ce que vous devez faire. Faites-le et au revoir. » Je veux plutôt inciter les gens à discerner leurs besoins et leurs désirs, puis à trouver leur manière de les combler. Lors de mes tout premiers contacts avec une personne, je tiens à lui présenter mon expertise et à lui faire découvrir la sienne. Cette mise au point est particulièrement importante si la personne considère les professionnels comme des experts. J'explique que je suis une experte dans l'art d'aider les gens à cerner leurs préoccupations, à les analyser et à les résoudre. J'ajoute que je sais comment les gens s'adaptent à la maladie et aux autres transitions de la vie. En même temps, je souligne que la personne est la seule à connaître le sens que prend la situation pour elle, les répercussions qu'elle a sur sa vie et les stratégies qui lui conviennent le mieux.

Il arrive que les gens me demandent : « Que devrais-je faire, selon vous ? » Je leur réponds qu'il ne serait pas utile que je leur dise quoi faire. J'explique que chaque personne est unique et que, par conséquent, il est important que les gens trouvent eux-mêmes les solutions. Ce que, moi, je trouve utile, ne sera peut-être pas efficace pour eux. J'incite les gens à trouver eux-mêmes des idées dans la mesure du possible. Alors j'ai l'habitude de leur renvoyer les questions. Je demande par exemple : « Qu'est-ce que vous voulez ? » Ce n'est qu'après avoir tout tenté pour amener les gens à émettre eux-mêmes des idées que je fais des suggestions. Et encore, je précise toujours que mes suggestions ne seront pas nécessairement valables, et nous discutons de modifications qu'ils pourraient y apporter pour les adapter le plus parfaitement possible à leur situation. Après avoir travaillé de cette façon pendant un moment, certaines personnes se rendent compte qu'elles jouent un rôle clé dans ce processus de résolution de problème en collaboration, et elles sont surprises de constater combien elles peuvent être actives. D'autres font des commentaires sur la quantité de travail que cela peut représenter. Mais quand elles goûtent au succès et parviennent à atteindre un objectif, elles se sentent extrêmement gratifiées et motivées, car ce sont elles qui ont suscité les changements qu'elles vivent.

Réponse de Gillian Taylor, une infirmière qui travaille auprès d'enfants atteints d'arthrite :

Dans certaines cultures, on tient les professionnels en très haute estime. On les considère comme des experts qui possèdent toutes les réponses et toutes les solutions. Alors les membres de ces cultures s'attendent à ce que les professionnels prennent toutes les décisions reliées à leurs soins. Le fait de demander à ces personnes de collaborer et de participer activement à leurs soins leur cause du stress et peut même nous discréditer à leurs yeux.

Réponse de Heather Hart, une infirmière qui travaille dans le domaine des soins palliatifs :

L'infirmière doit se montrer plus directive et prendre les commandes quand la personne ou la famille le réclame. Dans ma pratique, par exemple, je rencontre beaucoup de familles qui n'ont jamais connu la mort. Les gens sont déroutés, et ils me demandent de leur indiquer clairement quoi faire. Je pense toutefois que le partenariat de collaboration subsiste si cette période de directivité accrue se superpose à une relation de respect et d'égalité. La bascule du pouvoir penche un peu de mon côté, puisque je régis davantage le processus décisionnel, mais c'est momentané.

Les croyances de la personne et de l'infirmière comptent parmi les facteurs qui influent sur le partenariat de collaboration (*voir le chapitre 4*). Or, les croyances et les attentes relatives aux interactions avec les professionnels de la santé sont en grande partie déterminées par la culture. Elles sont aussi liées à l'âge. Quelques études ont en effet révélé que les personnes âgées sont moins enclines que le reste de la population à participer au processus décisionnel avec les professionnels de la santé (Sainio et Lauri, 2003 ; Thompson, Pitts et Schwankovsky, 1993). Il n'en reste pas moins que chaque personne est unique et doit être considérée comme telle. Il existe autant de préférences et d'aptitudes que de gens en matière de collaboration. Puisque la collaboration peut prendre diverses formes et atteindre divers degrés, l'infirmière doit adapter le partenariat à la personne, à ses préférences et aux variations de sa capacité d'agir (Roberts, 2002). Nos cliniciennes expertes indiquent que l'infirmière doit se conformer aux préférences de la personne mais s'efforcer de lui transférer le pouvoir autant que possible.

Il s'ensuit que la personne peut apprendre à collaborer avec l'infirmière. Cindy Dalton explique d'ailleurs comment l'infirmière peut enseigner aux gens à jouer un rôle actif dans leurs soins. S'il est vrai qu'au début certaines personnes préfèrent adopter un rôle de « bon patient docile » (Cahill, 1998), qui sait si elles ne seraient pas tentées d'apprendre à devenir des partenaires ? D'autres croient qu'on attend d'elles une attitude de soumission et laissent par conséquent les décisions aux professionnels (Henderson, 2002). Parmi les gens qui n'ont jamais connu de partenariat avec un professionnel de la santé, certains ignorent que la chose est seulement possible, tandis que d'autres craignent de participer au processus décisionnel faute d'expérience. Pour enseigner aux gens à collaborer, l'infirmière doit discerner les facteurs personnels, relationnels et environnementaux qui interviennent dans la situation (*voir le chapitre 4*) et déterminer ceux qu'elle peut modifier pour inciter la personne à plus de participation.

Deborah Moudarres a présenté d'excellentes stratégies pour enseigner aux gens à travailler en collaboration avec l'infirmière. Elle a premièrement indiqué que l'infirmière doit préparer le terrain dès ses premières rencontres avec la personne. Elle a aussi expliqué que le fait d'établir l'expertise des deux partenaires incite la personne à participer à ses soins et au partenariat de collaboration.

Question 2

Certaines personnes pensent que les professionnels doivent avoir personnellement vécu une situation pour être crédibles. Comment l'infirmière peut-elle collaborer avec ces personnes ?

Réponse de Cindy Dalton :

J'ai rencontré beaucoup de ces personnes dans ma pratique en santé communautaire. Je visitais à domicile des femmes qui venaient d'accoucher. Un jour, j'avais rendez-vous avec une mère qui venait de donner naissance à son premier enfant. Elle m'avait dit au téléphone qu'elle tenait à allaiter son bébé mais que ça ne se passait pas bien. J'entre chez elle et nous commençons à en parler. On sonne à la porte. Il y a dix femmes sur le seuil. La mère leur ouvre et les fait asseoir avec nous. Je ne comprends rien à ce qui se passe. Je demande donc à la mère si elle veut continuer notre entretien ou si elle préfère que je revienne à un autre moment. Elle me répond que ses amies étaient au courant de ma visite et voulaient y assister. Elle explique que ses amies ont toutes allaité leurs bébés et qu'elles ont des questions à me poser. J'accepte de répondre. Avais-je moi-même allaité ? Quelles sont mes croyances et mes valeurs en matière d'allaitement ? Qu'est-ce que je connais sur le sujet ? Ces dix femmes sont venues pour vérifier mon expertise ! Elles admettent qu'elles essaient d'aider leur amie à allaiter son bébé et qu'elles craignent que je ne la décourage.

Alors je dis que toutes ces femmes sont des expertes de l'allaitement et je souligne que la jeune mère a beaucoup de chance de bénéficier de leur soutien et de leur expertise. Je mentionne que je n'ai pas d'enfant et que je n'ai donc pas d'expérience personnelle en matière d'allaitement. J'ajoute que je fais des visites de post-partum depuis des années et que j'ai acquis des connaissances auprès des femmes dont je me suis occupée. Je leur dis que, selon moi, l'allaitement est préférable aux autres formes d'alimentation pour la santé du bébé. J'indique que mon but est d'aider leur amie à allaiter parce que telle est sa volonté. Je propose à la mère d'en discuter et de chercher des stratégies qui pourront lui être utiles. Il existe bien des façons d'acquérir de l'expertise ; l'expérience personnelle n'est pas la seule.

Réponse de Gillian Taylor :

Au début de ma carrière, les parents me disaient souvent : « Qu'en savez-vous ? » ou « Vous n'avez aucune idée de ce que nous vivons. » À présent, je ne me souviens pas de la dernière fois qu'on m'a dit quelque chose de semblable. J'ai le sentiment qu'on nous fait ce genre de commentaire quand nous donnons des conseils qui ne conviennent pas aux gens ou à leur situation. Alors, dans un cas pareil, l'infirmière devrait demander : « Ai-je dit ou fait quelque chose aujourd'hui ou dans le passé qui laisse croire que je ne vous écoute pas ? »

L'infirmière qui possède de l'expérience clinique peut dire aux familles : « Je suis infirmière et j'ai travaillé avec de nombreuses familles dont un enfant était atteint de telle ou telle affection. J'essaie d'écouter les familles pour apprendre d'elles ce qui est utile et ce qui ne l'est pas. » Les familles veulent entendre que nous savons comment les aider à composer avec leurs problèmes. C'est très rassurant. Les étudiantes et les infirmières débutantes peuvent lire des études descriptives ou qualitatives qui décrivent les expériences des patients et des familles, puis dire aux gens : « J'ai lu récemment que… Est-ce que ça vous dit quelque chose ? »

Quand les parents sont frustrés parce qu'ils ont l'impression que moi ou le reste de l'équipe de soins n'avons aucune idée de ce qu'ils traversent, je leur dis : « Je ne sais pas ce que vous traversez. Mais j'ai travaillé avec d'autres familles qui avaient vécu une expérience semblable et j'ai compris combien cela peut être terrifiant. Je veux comprendre ce que vous vivez. » J'offre du respect plutôt qu'une expérience personnelle.

Je pense qu'il existe plusieurs façons de traverser l'expérience de la maladie. Les familles sont rassurées quand je le leur dis. J'essaie de leur faire savoir que je suis curieuse et ouverte à leur expérience et que je veux la comprendre de leur point de vue. L'essentiel est de valider les sentiments et les expériences des patients et des familles et de communiquer qu'on a écouté. L'expérience leur appartient, de même que leur manière de la vivre. Une mère m'a dit récemment : « Personne n'a jamais vraiment compris, mais vous, vous avez toujours écouté. Vous ne m'avez jamais rabaissée. Vous me laissez m'arranger. »

Je pense qu'il y a un avantage à n'avoir aucune expérience de ce que les patients vivent. Si on en avait une, on risquerait de voir la situation des patients à travers nos propres yeux et non à travers les leurs. Cela pourrait rétrécir notre champ de vision, car nous avons tendance à focaliser sur l'information qui valide notre propre expérience. Il y a aussi des occasions où les parents me questionnent à propos de sujets que je connais personnellement, comme la discipline dans l'éducation des enfants. Ils me demandent : « Avez-vous des enfants ? Que faites-vous en pareil cas ? » J'admets que j'ai un enfant, mais je leur suggère des stratégies proposées par des auteurs ou d'autres parents.

Le doute que les gens expriment quant à la crédibilité de l'infirmière constitue parfois une réaction au doute que l'infirmière a elle-même laissé planer sur leur expertise et leur savoir. Les personnes qui vivent avec une maladie chronique, les membres de leur famille et leurs aidants acquièrent de solides connaissances sur l'affection et sur sa prise en charge. Or, certains ont indiqué que les professionnels de la santé nient leur expertise ou se sentent menacés par elle (Allen, 2000 ; Thorne, Nyhlin et Paterson, 2000). Les gens ont besoin de se sentir écoutés quand ils sont aux prises avec la peur et la vulnérabilité. S'ils sentent que l'infirmière a compris leur perception de la situation, ils accordent moins d'importance à son expérience personnelle en la matière.

Le fait de n'avoir jamais vécu personnellement un événement ne signifie pas qu'on ne peut y être sensible. L'expérience personnelle n'est pas la seule voie qui mène au savoir. L'infirmière, en effet, puise à des connaissances très diverses, qu'elles soient scientifiques, empiriques, éthiques, esthétiques (relatives à ce qu'il convient de faire et à la manière de le faire) ou personnelles (relatives à soi-même et aux perceptions que l'on suscite dans les relations interpersonnelles) (Carper, 1978 ; Chinn et Kramer, 2004). L'infirmière, en exerçant sa profession, accumule les connaissances et les habiletés qui traduisent sa compétence et lui confèrent sa crédibilité. Les cliniciennes expertes notent que peu importe qu'elles aient vécu ou non la même situation que leurs patients, elles savent comment aider les gens à la traverser. C'est ce que l'on appelle l'expérience professionnelle.

Question 3

Que l'infirmière doit-elle révéler sur elle-même dans un partenariat de collaboration ?

Réponse de Heather Hart :

Si vous me demandez si l'infirmière doit parler d'elle-même, je réponds que oui. Dès notre première rencontre avec quelqu'un, nous devrions parler de nos antécédents professionnels, en particulier de notre expérience reliée à l'état de santé ou à la maladie de la personne. *Pour les patients atteints de sclérose en plaques avec qui j'ai déjà travaillé, par exemple, il était important que je fasse part de mon expérience en matière de soins aux personnes atteintes de cette maladie. Il me semble important d'indiquer d'où nous venons et d'établir notre crédibilité.*

Je pense qu'il peut être approprié aussi de révéler des renseignements personnels. Mais il faut le faire de manière réfléchie. C'est nous qui devons choisir ce que nous révélons et le moment où nous le faisons. Et il faut avoir une intention précise. La communication de renseignements personnels a pour effet de donner à la relation un caractère égalitaire. C'est important. Si les membres d'une famille me confient des renseignements personnels, je leur en confie à mon tour.

Parler de soi peut aussi faciliter l'engagement. Il est presque naturel d'en venir là dans un partenariat de collaboration qui dure. Les gens sont curieux et la plupart s'informent de notre vie personnelle à un moment ou à un autre. Il n'est pas rare qu'on nous demande : « Depuis combien de temps travaillez-vous ici ? Êtes-vous mariée ? Avez-vous des enfants ? » Je n'ai aucune objection à répondre. Cela permet aux gens de mieux me connaître, voire de s'engager envers moi et de rester fidèles à notre relation. Les gens me connaissent sous un autre jour. Je ne suis plus une étrangère, mais une personne en chair et en os avec une histoire à elle. C'est aussi un moyen de répartir le pouvoir plus également dans la relation.

Quand ils apprennent que nous avons vécu un tas de choses et éprouvé des difficultés, les gens comprennent que nous sommes capables de composer avec tout ce qu'ils peuvent nous apporter. Quand je travaillais avec des patients atteints de sclérose en plaques, pendant mes études supérieures, les gens me voyaient comme une étudiante. Dans certaines situations, ils cherchaient à me tenir à l'écart de leurs problèmes car, à leurs yeux, je manquais d'expérience et de maturité. Les membres des familles me questionnaient sur ma formation et mes antécédents personnels. Je leur répondais, et ils constataient que je n'étais pas aussi jeune que je le paraissais. La qualité de la relation changeait toujours par la suite. Une femme m'a même dit qu'elle avait encore plus de respect pour moi désormais parce que j'avais du « vécu ».

Je faisais des visites à domicile chez un couple. Un jour, nous avons longuement discuté des répercussions de la maladie sur leur relation. L'entretien a été pénible, car l'homme et la femme s'étaient tous deux ouverts de sentiments difficiles. À la fin de la visite, ils m'ont lancé : « C'est votre tour à présent. » Ils voulaient me poser des questions sur mes relations personnelles. Ils voulaient savoir si j'avais une relation amoureuse et depuis combien de temps. Je leur ai donné des réponses courtes, sans entrer dans les détails. Ces renseignements très succincts les ont satisfaits et ils n'ont plus posé de questions. Le fait de parler de moi a mis un peu d'équilibre dans cette collaboration. J'ai répondu à leurs questions pour leur montrer que moi aussi je connaissais les difficultés de la vie de couple.

Révéler sélectivement des renseignements personnels, ce n'est pas la même chose que de se vider le cœur. Ça, ça n'est jamais approprié. Parler de soi dans le contexte du partenariat de collaboration n'est pas une activité sociale ; c'est un acte réfléchi dont la visée est professionnelle et non personnelle.

Réponse de Gillian Taylor :

C'est risqué de parler de soi. L'infirmière doit savoir pourquoi elle parle d'elle. Elle risque d'accabler les patients et leur famille. Ils vivent déjà des moments difficiles, ils n'ont pas besoin d'entendre nos histoires personnelles, surtout si elles sont pénibles, comme dans le cas d'un décès.

Il arrive souvent qu'une infirmière parle de ses affaires personnelles pour montrer aux gens qu'elle comprend ce qu'ils vivent. Le danger, c'est de minimiser ou de banaliser l'expérience de la famille alors que nous devrions plutôt chercher à en reconnaître le caractère particulier. Que faut-il dire à propos de soi ? Jusqu'où faut-il aller ? Tout dépend du moment, du fait qu'on ait vécu ou non l'expérience, de la nature de l'expérience et de l'objectif que l'on poursuit en se révélant.

Parfois, les patients nous parlent d'un événement qui les a vraiment embarrassés, comme le coup de l'enfant qui pique une colère noire au milieu d'une allée d'épicerie. Je leur montre que je compatis en leur disant comment je me sentais quand ma fille faisait une colère. Je leur dis par exemple : « J'aurais voulu filer incognito. » C'est une façon de valider leurs sentiments. Parler de moi dans une situation semblable me permet d'exprimer que je comprends leur malaise et peut renforcer notre relation. Cela peut aussi aider les patients à composer avec les émotions qu'ils ont éprouvées et à accepter l'événement.

Parler de soi peut aussi servir à donner de l'espoir au patient et à sa famille. Un jour, une infirmière a dit à une adolescente de 16 ans qui venait de recevoir une prothèse de la hanche qu'une autre infirmière avait subi la même opération. Cette dernière infirmière a rendu visite à la jeune fille et elles ont immédiatement sympathisé.

Il est important que l'infirmière se pose quelques questions introspectives comme : « Pourquoi suis-je en train de dire cela ? Quels seront les bénéfices de cette communication ? » L'infirmière se livre pour établir un contact avec les patients, pas pour devenir leur amie. Les patients ont surtout besoin que nous restions impartiales et que nous leur offrions un environnement sûr et confortable où ils pourront venir s'exprimer.

Réponse de Jackie Townshend, une infirmière qui travaille auprès d'enfants atteints de mucoviscidose :

C'est une question délicate. Je pense qu'on devient plus à l'aise de parler de soi avec le temps et l'expérience. En début de carrière, beaucoup d'infirmières pensent que le professionnalisme exige qu'on ne parle jamais de soi et que les renseignements personnels ne circulent qu'à sens unique. Mais il y a des moments où il est approprié et utile de parler de soi. Le partenariat de collaboration est une approche non hiérarchique. On fait contrepoids en se confiant un peu. La relation est univoque si les patients sont les seuls à s'ouvrir. Elle s'équilibre quand on révèle quelque chose sur soi.

Un exemple me vient à l'esprit. Je viens de terminer mon travail auprès d'un garçon de 12 ans dont je m'occupais depuis qu'il avait 4 ans. Nous étions très attachés l'un à l'autre, et la conclusion de notre relation a été difficile pour nous deux. Il avait le sentiment que je le laissais tomber et que je laissais tomber sa famille. Je lui ai fait part de ma propre tristesse. Je lui ai décrit des situations semblables que j'avais déjà vécues et je me suis servie de ces exemples pour démontrer qu'une fin peut être constructive. J'aurais pu citer l'exemple d'autres patients, mais c'était plus éloquent d'employer des exemples tirés de ma propre expérience. Le jeune garçon avait besoin de voir que même les gens qui nous aiment doivent parfois nous quitter. En exprimant mes propres sentiments, j'étais pleinement consciente de le faire en vue d'aider le garçon. Voilà le meilleur indicateur de l'à-propos d'une communication personnelle. Mes confidences lui ont permis d'exprimer ses propres sentiments.

Lors d'une étude de McCann et Baker (2001), des personnes atteintes de maladies mentales et leur famille ont indiqué que les révélations de l'infirmière les mettaient à l'aise, les rapprochaient d'elle et les aidaient à découvrir leurs points communs avec elle. Les personnes interrogées ont ajouté que les communications personnelles favorisaient le développement de la relation infirmière-personne et présentaient une valeur thérapeutique.

La révélation de soi est un signe d'ouverture d'esprit, l'un des éléments essentiels du partenariat de collaboration. Nos expertes conviennent qu'il s'agit d'une stratégie utile mais soulignent qu'elle doit être utilisée à bon escient. S'il est vrai que certaines communications personnelles peuvent donner un caractère d'intimité à la relation professionnelle, l'infirmière doit éviter de franchir la frontière subtile qui sépare cette relation de l'amitié, ce qui perturberait l'équilibre complexe du partenariat de collaboration.

L'infirmière doit s'interroger sur l'objectif et sur les conséquences possibles des communications personnelles. Elles peuvent être bénéfiques si elles visent à gagner la confiance ou la complicité de la personne. Elles peuvent cependant être dommageables si elles accablent la personne en lui imposant un rôle de conseillère ou d'amie. Enfin, une communication personnelle thérapeutique se distingue d'une communication personnelle nuisible par le choix du moment.

Question 4

Existe-t-il des situations dans lesquelles l'infirmière est plus directive ou des situations dans lesquelles la collaboration n'est pas appropriée ?

Réponse de Lucia Fabijan, une infirmière qui travaille auprès de personnes atteintes de maladies mentales :

Je pense qu'il existe des situations dans lesquelles l'infirmière est directive, mais je persisterais à croire que j'utilise une approche de collaboration si la personne avait besoin de directivité. Bien entendu, j'espérerais qu'elle et moi pourrions évoluer au point de nous en passer. On ne peut pas toujours collaborer avec une personne psychotique, par exemple. On fait de l'intervention de crise. Même si le patient répète qu'il va bien, il faut parfois lui dire : « Non, vous n'allez pas bien. Nous devons vous trouver de l'aide, et nous allons nous rendre aux urgences. » Il existe un autre genre de situation où nous devons prendre les commandes : quand nous travaillons avec une famille aux prises avec un problème de violence.

Réponse de Jackie Townshend :

En pédiatrie, c'est toujours pénible de devoir appeler la Direction de la protection de la jeunesse. On peut parfois conserver une approche de collaboration dans une telle situation mais, selon l'issue, ce recours peut aussi détruire une relation.

Réponse de Deborah Moudarres :

Dans des situations ou des circonstances bien particulières. Ce n'est pas que nous ne voulons pas collaborer. Je ne me dis jamais : « Nous n'allons plus collaborer. » J'ai connu par exemple quelques situations difficiles dans lesquelles j'ai dû appeler la police. J'avais évalué les situations et conclu que les personnes représentaient une menace pour elles-mêmes ou pour les autres. Je dois prendre les commandes en pareil cas. Je pense qu'il est très difficile pour une partisane de la collaboration d'en arriver au point où elle n'a pas d'autre choix. Mais j'ai quand même le sentiment de collaborer, car l'objectif global dont nous avions convenu était de travailler ensemble au sein d'une relation thérapeutique. Il s'agit d'une interaction de promotion de la santé, alors l'objectif est le bien-être de la personne. Elle n'est peut-être pas d'accord avec moi à ce moment, parce qu'elle a renoncé à certains de ses objectifs. La collaboration change de visage. Mais j'ai découvert qu'il est possible de rétablir le partenariat.

Réponse de Diane Lowden :

L'infirmière doit être directive quand la sécurité du patient est en jeu. J'ai déjà travaillé avec un couple dont la relation était ambiguë. L'équipe jugeait que le conjoint de la patiente prenait des décisions discutables, voire risquées pour elle. Nous avons cherché à comprendre comment le conjoint voyait la situation et comment il justifiait ses décisions. Mais ses réponses n'étaient pas satisfaisantes et l'équipe est devenue beaucoup plus directive. Nous lui avons dit : « Vous devez savoir qu'une telle décision serait contraire aux recommandations médicales. » C'est donc la sécurité de la patiente qui a motivé l'emploi d'une approche directive. L'approche de collaboration semblait totalement inefficace et nous nous inquiétions pour la santé de la patiente.

Nos cliniciennes expertes s'accordent pour dire que le partenariat de collaboration change de forme quand la sécurité de la personne est compromise ou que la loi oblige l'infirmière à agir (en cas de violence faite à un enfant, par exemple). De même, les crises, les urgences et les situations où le jugement de la personne est perturbé limitent le partenariat de collaboration. L'infirmière peut cependant maintenir la collaboration en s'attachant aux objectifs les plus généraux de la personne. Par exemple, nombre de personnes âgées n'admettent pas qu'elles sont devenues incapables de vivre seules chez elles. En pareil cas, l'infirmière peut travailler en collaboration avec la personne pour l'aider à atteindre son objectif général d'indépendance, mais dans un milieu sûr. L'infirmière n'acquiescera pas nécessairement au désir de la personne d'habiter seule, mais les deux pourront étudier ensemble les autres options possibles en matière de logement. Enfin, dans les situations où la collaboration avec la personne est rendue impossible par des questions de sécurité, l'infirmière peut continuer à collaborer avec les proches.

Question 5

Dans les milieux des soins communautaires et des soins ambulatoires, l'infirmière doit souvent communiquer par téléphone. Est-il possible d'employer une approche de collaboration au cours d'une conversation téléphonique ou le contact direct est-il essentiel ?

Réponse de Diane Lowden :

Le téléphone est un outil que j'utilise énormément avec mes patients, car certains d'entre eux ont des handicaps qui rendent leurs déplacements difficiles. L'expérience m'a appris qu'on peut faire beaucoup de travail thérapeutique par téléphone. Si j'ai déjà rencontré une personne, le téléphone est un outil commode qui nous permet de prolonger le travail au-delà des rencontres face à face. Les interactions sont habituellement assez semblables.

C'est cependant beaucoup plus difficile si je n'ai jamais vu la personne ni fait de collecte de données. Si elle téléphone pour poser des questions sur ses soins ou ses symptômes, j'ai du mal à situer ou à comprendre le contexte. J'ai de la difficulté à mettre en place tous les éléments d'information que j'obtiens par téléphone. Dans ce cas, je dis à la personne : «Nous ne nous sommes jamais rencontrées et je pense qu'il serait important que nous le fassions. Nous avons parlé de vos infections urinaires et de votre tolérance aux médicaments. Il me manque beaucoup d'éléments et j'aimerais beaucoup faire plus ample connaissance avec vous et votre famille. Je voudrais mieux comprendre votre situation afin de travailler plus efficacement avec vous. »

Réponse de Jackie Townshend :

Je communique beaucoup par téléphone avec les patients et leur famille dans ma pratique. Les parents appellent tout le temps. Comme l'approche de collaboration est une façon d'être, je peux l'utiliser n'importe où et dans n'importe quelles circonstances. La collaboration par téléphone pose cependant certaines difficultés, la principale étant qu'on ne peut observer le comportement non verbal et qu'on passe donc à côté de renseignements peut-être importants. C'est pourquoi il est plus facile de collaborer par téléphone quand on connaît bien la personne ou la famille. Si on les connaît intimement, il est plus facile de se passer des signaux non verbaux. Je trouve difficile de collaborer par téléphone si je ne connais pas la personne. Le fait de connaître la personne, d'anticiper ses réactions à mes propos et de savoir comment lui parler m'aide à collaborer efficacement par téléphone.

Comme l'a si bien dit Jackie Townshend, le partenariat de collaboration est une façon d'*être* qu'il est possible d'adopter dans toutes sortes de situations. Le téléphone a de nombreux usages en soins infirmiers. Il sert à donner du soutien, à faire le suivi entre les rencontres, à enseigner et à prodiguer des conseils aux personnes en deuil (McBride et Rimer, 1999). Nos expertes notent que l'utilisation du téléphone présente des difficultés particulières dans le contexte d'un partenariat de collaboration. Nous avons expliqué au chapitre 4 que les aptitudes à la communication et aux relations interpersonnelles de l'infirmière et de la personne peuvent influer sur la nature du partenariat. Le téléphone permet à certaines infirmières et à certaines personnes de communiquer efficacement, tandis qu'il en inhibe ou dérange d'autres. L'absence de signaux non verbaux risque d'entraver l'établissement du partenariat de collaboration si l'infirmière et la personne sont embarrassées de se parler par téléphone. En revanche, la communication téléphonique devient plus facile une fois que l'infirmière connaît bien la personne (c'est-à-dire lorsqu'elle a dépassé le stade de la prise de contact décrit au chapitre 3).

Question 6

Comment un partenariat de collaboration se termine-t-il ? Le processus est-il différent de celui qui met fin à une approche traditionnelle ?

Réponse de Cindy Dalton :

La principale différence réside dans la forme du processus. Dans un partenariat de collaboration, on invite la personne à discuter de la fin de la relation. Elle doit participer dans toute la mesure du possible aux décisions relatives à la conclusion de la relation ainsi qu'au moment et aux modalités de cette conclusion. Elle doit aussi décider des intervenants qui resteront partie prenante ou qui pourraient le rester une fois terminée la relation active avec l'infirmière.

Dans certains cas, la décision de mettre fin au partenariat est prise en commun. La relation se termine parce que la personne et moi avons atteint nos objectifs ou parce qu'elle n'a plus besoin de mon aide. Je peux alors aborder le sujet. Je présente à la personne les observations qui me poussent à croire qu'il est temps de mettre fin à notre relation. Puis je demande à la personne ce qu'elle en pense. Il arrive que la personne ait déjà réfléchi à la question mais ne m'en ait pas parlé. Cette personne est prête à discuter d'une conclusion. Il arrive aussi que la personne n'ait pas encore pensé à mettre fin à la relation mais qu'elle soit disposée à en discuter. C'est parfois la personne elle-même qui amorce cette discussion. Elle a le sentiment d'avoir atteint ses objectifs ou d'être prête à cheminer seule.

Même si c'est l'infirmière qui met fin à la relation sans pouvoir consulter la personne (quand l'infirmière quitte son poste, par exemple), celle-ci a encore son mot à dire quant au moment. Il faut prendre une entente avec la personne de façon à répondre le mieux possible à ses besoins.

Comme dans toute relation, il est important de se réserver du temps pour parler des répercussions de la séparation. Quand on met un terme à un partenariat de collaboration, on fait le deuil non seulement du travail qu'on a fait avec la personne, mais aussi de la relation. C'est pourquoi la relation est vraiment à l'avant-plan de la discussion. L'infirmière et la personne font un retour sur les moments forts de leur travail, sur leurs objectifs et sur leurs accomplissements. On se demande : « D'où la personne est-elle partie ? Jusqu'où est-elle allée ? Où s'en va-t-elle ? Quelle quantité de travail reste-t-il ? Que peut faire la personne toute seule ? A-t-elle besoin d'autres ressources ou de l'aide d'autres professionnels ? À quel propos ? » Il faut prendre un peu de temps pour revenir sur les étapes décisives du travail commun, c'est-à-dire les moments où un changement s'est produit, où un apprentissage s'est accompli, où la participation de la personne à ses soins s'est accrue.

Certaines personnes, et particulièrement celles qui ont peu confiance en leurs capacités ou qui voient les professionnels comme des experts, ont besoin d'être rassurées. Il faut leur dire qu'elles sont prêtes à se passer de nous. On peut présenter la fin de la relation sous un autre jour, c'est-à-dire en faire quelque chose de constructif. On peut expliquer à la personne qu'il s'agit moins de la fin d'une relation que du début d'une nouvelle phase de leur vie.

Souvent, la porte ne se ferme pas complètement à la fin d'une relation de collaboration. On peut diriger la personne vers un autre intervenant ou un autre endroit, mais on lui fait savoir qu'elle peut revenir. On peut établir avec elle les critères d'un retour de façon à ce qu'elle appuie cette éventuelle décision sur du solide.

Réponse de Margaret Eades, une infirmière qui travaille auprès de personnes atteintes du cancer :

Les moments où une relation commence et finit dépendent souvent de la nature du travail que les patients et leur famille jugent nécessaire. Dans ma spécialité, l'oncologie, la notion d'amorcer ou de conclure une relation compte moins que dans d'autres domaines, étant donné le caractère imprévisible du cancer.

Je préfère le mot « transition » au mot « fin », car il exprime mieux la nature du travail. Je fais des transitions entre les différents sujets que j'aborde avec mes patients plutôt que de mettre fin aux relations. Une relation peut se prolonger pendant des années. Je vois les patients et leur famille pendant plusieurs années, à mesure qu'ils rentrent dans le système de soins de santé ou qu'ils vivent certaines expériences, prévisibles ou non.

Je vais vous parler d'un de mes patients et de sa famille. Un homme atteint du cancer et sa femme avaient établi que leur famille traversait une crise et ils voulaient de l'aide. Chaque membre de la famille avait des inquiétudes particulières face à la maladie du patient. Celui-ci avait un lymphome à un stade avancé et il devait prendre des décisions au sujet d'un traitement très agressif. Il avait besoin de savoir que ce traitement allait être efficace et qu'il allait commencer bientôt, car il pouvait constater lui-même la progression de la tumeur.

La femme, la principale aidante du patient, s'inquiétait pour son bien-être et cherchait à lui donner du soutien. Elle se faisait du souci également pour leur plus jeune fille, qui avait du mal à accepter que son père allait peut-être mourir. En plus, la femme devait apprendre à gérer les finances familiales. Elle apportait une aide financière à sa mère âgée ainsi qu'à un de ses frères qui venait lui aussi d'apprendre qu'il souffrait d'une maladie grave. J'ai pris le temps de cerner les problèmes avec le couple et d'élaborer un plan pour les résoudre. J'ai suivi cette famille de très près jusqu'à la mort du patient. Je suis allée à ses funérailles et je travaille encore avec sa femme et sa fille. L'idée de mettre fin à une relation est incompatible avec ce genre de soins infirmiers. Je mets fin à une relation quand une personne quitte la ville ou quand le patient meurt ; autrement, je laisse toujours la porte ouverte. Selon moi, une relation ne se termine pas, elle s'éteint lentement.

Réponse de Deborah Moudarres :

Si l'infirmière utilise une approche hiérarchique traditionnelle, c'est souvent elle qui détermine que les objectifs sont atteints et que la relation doit se terminer et ce, que la personne le veuille ou non. Beaucoup d'infirmières qui adhèrent au modèle du professionnel expert (c'est-à-dire au modèle hiérarchique traditionnel) mettent fin à leurs relations parce qu'elles craignent que les gens ne deviennent dépendants. Les infirmières qui pratiquent le partenariat de collaboration, au contraire, pensent qu'elles ne peuvent terminer une relation sans en avoir discuté avec la personne. C'est là un idéal vers lequel nous tendons et qui, en fait, se matérialise dans la plupart des cas.

L'infirmière ou la personne peut décider de mettre fin à une relation de collaboration. Il est important d'évaluer régulièrement les progrès accomplis. Il incombe à l'infirmière de s'assurer que cette étude ait bien lieu. Lors de ces bilans, la personne et moi mesurons nos progrès. Et au fil de la discussion, nous pouvons soulever l'idée de mettre fin à la relation.

Dans un partenariat de collaboration, c'est le plus souvent la personne qui établit qu'il est temps de se séparer. Elle sent qu'elle a acquis des connaissances et des habiletés et qu'elle est prête à continuer seule. Une diminution de la fréquence des contacts peut en être l'indice. Il arrive aussi que les gens parlent de s'en aller parce qu'ils ont l'impression d'avoir atteint leurs objectifs ou qu'ils pensent que notre relation ne va nulle part.

Si, à un moment ou à un autre d'une relation, je constate que la personne n'exprime plus de préoccupations ou d'objectifs, je prends l'initiative de soulever la possibilité de nous séparer. Si la personne juge que le moment n'est pas encore venu, nous pouvons espacer nos rencontres afin de cheminer graduellement vers une conclusion, qui aura lieu quand la personne sera prête. Si la personne est d'accord, nous travaillons en ce sens.

Que ce soit moi ou la personne qui met fin à la relation, le processus prend du temps. Il comprend toujours un retour sur la relation et sur le travail accompli. Nous discutons de nos démarches, de nos apprentissages, de nos progrès et de nos réussites. Je donne toujours des exemples concrets pour illustrer tous ces points, car cela aide la personne à faire le lien entre les habiletés et les compétences qu'elle a acquises et les résultats que nous avons observés. Nous discutons aussi de tout ce qui préoccupe la personne à propos de la fin de notre partenariat. Certaines ont besoin d'être confortées dans l'idée qu'elles sont devenues autonomes. D'autres ont besoin de savoir qu'elles peuvent revenir me voir si elles éprouvent des difficultés. Je dis souvent aux gens qu'ils peuvent me téléphoner pour me parler de leurs progrès. Cette stratégie donne du pouvoir à la personne sur la fin de la relation.

Il peut arriver qu'une personne souhaite mettre fin à notre relation mais que je trouve le moment mal choisi. Je ne peux pas la forcer à rester. Mais si je profite de l'occasion pour analyser la nature de la relation et du travail commun, je peux remettre le train sur ses rails et éviter une conclusion. Il y a cependant des situations dans lesquelles ce que j'ai à offrir ne répond pas aux besoins de la personne. Je lui propose alors de l'orienter vers d'autres services. J'ai l'habitude de dire à la personne qu'elle peut revenir me voir si elle change d'idée.

Les cliniciennes expertes s'entendent pour dire que la différence essentielle entre la fin d'un partenariat de collaboration et celle d'un autre type de relation infirmière-personne réside dans les modalités de la conclusion. L'achèvement d'un partenariat de collaboration, son moment et sa forme font l'objet d'une négociation et d'un accord, comme toutes les autres étapes de la démarche. Nous avons indiqué au chapitre 3 que la négociation constituait une des clés du partenariat de collaboration. Et, de fait, la négociation s'impose si l'infirmière et la personne divergent d'opinion quant au moment et à la forme de leur séparation.

Les réponses des cliniciennes expertes font ressortir le caractère d'ouverture du partenariat de collaboration. Autrement dit, la conclusion naturelle d'une phase active du partenariat ne suppose pas nécessairement que la relation dans son ensemble se termine. L'infirmière peut faire des incursions sporadiques dans la vie d'une personne. En période de crise, par exemple, la personne peut décider de reprendre contact avec l'infirmière si cela lui semble nécessaire. La relation infirmière-personne prend ainsi un caractère épisodique, surtout si la personne souffre d'une maladie chronique marquée par des phases de rémission et d'exacerbation.

On donnait autrefois à la relation infirmière-patient un caractère essentielle-ment linéaire, avec un début et une fin bien marqués. Or, selon le modèle décrit au chapitre 3, le partenariat de collaboration constitue un processus ouvert, circulaire et fluide qui comporte un début mais ne comprend aucun dénouement à proprement parler. On trouve un écho de ce caractère d'ouverture dans une étude portant sur des infirmières en psychiatrie (Walsh, 1977). Celles-ci perce-vaient que la conclusion de leurs relations avec les patients n'avait rien d'officiel ni de définitif et que ses effets continuaient de se faire sentir longtemps après la fin de la relation.

Question 7

Quels sont les inconvénients ou les limites du partenariat de collaboration dans votre pratique ?

Réponse de Jane Chambers-Evans, une infirmière qui travaille auprès d'adultes dans une unité de soins intensifs :

L'une des limites du partenariat de collaboration réside dans la quantité d'énergie et l'ampleur de l'investissement personnel qu'il nécessite. Certaines infirmières hésitent à s'engager autant avec les familles. Même quand la collaboration est presque devenue un réflexe, elle demande encore un investissement. Il faut de l'énergie pour penser à une rencontre, aux sujets que la famille abordera et aux questions qu'on veut lui poser. Les activités de résolution de problème et la souplesse demandées à l'infirmière peuvent nous vider psychologiquement et intellectuellement. C'est ce qu'il y a de merveilleux dans le partenariat de collaboration, mais c'est aussi ce qu'il y a de laborieux.

Notre système de soins de santé ne met pas à la disposition des infirmières toutes les ressources dont elles ont besoin pour répondre aux exigences du partenariat de collaboration. Un grand nombre de mes collègues sont parfois fatiguées et incapables d'un rendement maximal. Moi, je trouve le soutien dont j'ai besoin auprès d'un groupe de pairs. Nous nous réunissons toutes les semaines et nous nous entraidons. Il nous arrive de demander l'opinion de nos collègues sur des cas cliniques. Dans d'autres milieux, les infirmières se réunissent en petits groupes tous les quinze jours afin de consulter leurs collègues et une superviseure. Elles peuvent présenter des situations cliniques ou des questions plus générales au groupe. Il est utile de pouvoir parler à d'autres de sa pratique et d'obtenir leur avis.

Je pense que certains pourraient dire que la collaboration exige aussi beaucoup de temps. Le temps pose parfois problème. Je crois cependant que la collaboration nous rend plus efficaces en définitive.

Réponse de Margaret Eades :

La collaboration demande du temps, et ce n'est pas toujours facile d'en trouver dans notre système de soins de santé. Mais les deux ne sont pas incompatibles. Il faut être très imaginative et créer des occasions de faire avancer les gens. En un sens, le temps est tellement compté dans les hôpitaux et les cliniques qu'il faut en faire le meilleur usage possible, ce qui exige de la créativité. Les patients ne sont pas toujours prêts à affronter les réalités qui s'imposent à eux, particulièrement les interventions comme le soin des plaies et des colostomies, le lever, les autosoins et le soulagement de la douleur. Il faut de la créativité et du temps pour préparer les patients à aborder ces questions. Même s'ils ne sont pas prêts, il faut le faire.

Pour travailler efficacement au sein d'un partenariat de collaboration, l'infirmière doit connaître la personne au point de saisir ses besoins et ses objectifs, de comprendre ce qu'elle traverse, de compatir à sa souffrance et de sentir sa vulnérabilité. C'est en s'ouvrant à l'expérience de la personne et en travaillant avec elle que l'infirmière se dispose à la collaboration. Il n'y a pas de partenariat de collaboration possible sans compassion (bien que la compassion ne débouche pas nécessairement sur un partenariat de collaboration). La compassion suppose un engagement et un investissement de ressources personnelles et de temps. Cet investissement au profit des personnes et des relations constitue cependant la clé qui ouvre la porte des rapports humains ainsi que de la satisfaction et de la joie (Benner et Wrubel, 1989). L'engagement et l'investissement peuvent nous causer du stress, voire nous épuiser, comme l'a souligné Jane Chambers-Evans. Ils peuvent en revanche refaire nos réserves d'énergie, car le partenariat de collaboration est la voie par laquelle les personnes se rendent responsables de leur croissance et de leur développement.

Beaucoup d'infirmières se distancient des gens par mesure d'autoprotection. Cette attitude a longtemps passé pour un signe de professionnalisme ou, comme le disent Benner et Wrubel (1989), de « compassion mesurée ». Les infirmières recourent à diverses stratégies pour se distancier : banaliser la détresse, empêcher les gens d'exprimer leur peur et leur douleur, rester occupées, se concentrer sur les soins physiques ou les actes techniques et considérer les soins infirmiers comme un simple « job ». Ces stratégies d'autoprotection limitent l'investissement de l'infirmière dans la relation en même temps qu'elles amenuisent ses chances de goûter aux joies et aux satisfactions que procure un lien humain profond.

Certes, l'investissement qu'exige le partenariat de collaboration est susceptible d'entraîner l'épuisement professionnel. Pour l'éviter, l'infirmière doit intégrer des stratégies et des mesures de soutien organisationnelles au partenariat. Elle doit apprendre à faire des pauses et à se ressourcer. De plus, les gestionnaires qui veulent promouvoir la collaboration doivent offrir aux infirmières un milieu propice comprenant par exemple un forum où elles pourraient discuter de leur pratique et trouver conseils et soutien (Feeley et Gerez-Lirette, 1992 ; Murphy, 1994).

Certains prétendent que le partenariat de collaboration engendre la dépendance de la personne envers l'infirmière et, par conséquent, coûte trop cher au système de soins de santé. C'est faux. Le partenariat de collaboration repose sur la compréhension, la confiance et le respect mutuels et, naturellement, la personne se lie davantage à l'infirmière qu'elle ne le ferait dans le modèle hiérarchique traditionnel. Contrairement à ce que craignent les détracteurs de la collaboration, la proximité et la familiarité avec l'infirmière n'entraînent pas la dépendance mais plutôt un sentiment de sécurité fondé sur la confiance en soi et en l'infirmière. Ce sentiment de sécurité peut aider la personne à exploiter ses forces et ses ressources pour relever les défis de l'existence. Le travail en collaboration avec l'infirmière permet à la personne d'enrichir son répertoire de connaissances et d'habiletés et de renforcer son autonomie. Non seulement compte-t-elle moins sur l'infirmière, mais elle recourt moins aux autres professionnels de la santé et utilise moins les services du système. La Systems-Linked Research Unit on Health and Social Service Utilization de l'université McMaster se penche sur ces questions depuis 10 ans. Plusieurs des études qu'elle a réalisées sur les besoins des populations vulnérables ont révélé que les gens qui obtiennent les services appropriés utilisent le système de soins de santé plus judicieusement, ce qui se traduit par des économies considérables (Browne et al., 2001).

Question 8

Si vous disposiez de deux minutes pour convaincre vos collègues d'adopter le partenariat de collaboration dans leur pratique, que leur diriez-vous ?

Réponse de Jane Chambers-Evans :

Je pense qu'il serait important de leur décrire le travail en collaboration sous l'angle des résultats que nous obtiendrions dans notre propre domaine. Je dirais à mes collègues que la collaboration avec les patients nous éviterait des problèmes avec les familles. Nous éviterions les conflits. Nous serions capables de prendre les décisions ensemble et de faire comprendre aux familles ce que nous essayons d'accomplir avec le patient. Collègues ou familles, il n'y a pas de différence. Ils doivent voir les bénéfices que ce type de pratique pourrait leur apporter.

Réponse de Lucia Fabijan :

Je leur dirais que les gens opposeraient moins de résistance au plan d'action, qu'ils pourraient même se présenter à certains rendez-vous. Je leur dirais aussi que les problèmes de non-observance sont dus en réalité à un manque de collaboration. Il y a de meilleures façons de s'attaquer à cette question de la non-observance. Les gens refusent de prendre leurs médicaments ? Il y a une raison à cela. Si nous collaborons avec les gens et découvrons ce qui se cache derrière le problème, nous pouvons trouver une manière de les encourager à prendre leurs médicaments pendant un certain temps. Je m'aperçois que je dois souvent employer des mots clés comme « résistance » et « non-

observance », des mots que les professionnels de la santé connaissent bien. Ils attirent leur attention et les aident à comprendre les bénéfices de la collaboration.

Réponse de Heather Hart, une infirmière qui travaille dans le domaine des soins palliatifs :

Je n'essaierais même pas de convaincre mes collègues. Ils voient que je suis une professionnelle heureuse et enthousiaste, que j'aime mon travail et que je tisse des liens réels avec mes patients et leur famille. Ce sont les résultats du partenariat de collaboration dans ma pratique. Ce serait très facile pour moi d'arriver au travail, d'« administrer » des soins aux patients puis de m'en retourner chez moi. Mais mon travail a quelque chose de riche qui vient de la relation de collaboration que j'établis avec les gens. Oui, cette approche peut demander du temps, mais elle est aussi plus efficace et plus gratifiante que les autres. J'aime connaître les gens dont je m'occupe. Je connais leurs histoires et leurs priorités. Je fais face aux mêmes exigences et aux mêmes contraintes de temps que les autres personnes qui travaillent dans mon unité. Alors j'essaie de me concentrer sur les bonnes choses. Quand on connaît le passé des gens, leurs histoires et leurs expériences, on peut travailler plus efficacement avec eux à planifier leurs soins. On ne perd pas de temps et d'énergie à planifier des actions qui n'auront aucune efficacité.

Certaines infirmières se sentent profondément responsables de ce qui arrive aux familles. Pas moi, grâce au partenariat de collaboration. En définitive, ce sont les patients qui sont responsables de leurs décisions et de leur santé. Le partenariat de collaboration me libère de l'obligation d'être l'« experte » et de résoudre tous les problèmes.

Le partenariat de collaboration a le potentiel d'enrichir vos relations avec les gens ainsi que de bonifier votre pratique infirmière et de lui donner un sens. En vous faisant entrer dans l'existence des gens, il peut rendre votre pratique féconde et passionnante.

RÉSUMÉ

Les difficultés que nous avons abordées dans ce chapitre prouvent que le partenariat de collaboration suppose effectivement un équilibre complexe. Nous avons passé en revue quelques-unes des embûches que l'infirmière doit surmonter pour maintenir l'équilibre du pouvoir. Comme dans n'importe quelle relation, il existe des attentes quant à la conduite des partenaires et à l'étendue de l'information qu'ils devraient dévoiler. Le partenariat de collaboration repose sur la mise en équilibre de plusieurs forces : l'expertise de l'infirmière et celle de la personne, la relation professionnelle et l'amitié, les souhaits de la personne, sa sécurité et celle des autres, le don de soi et la gestion du capital d'énergie de l'infirmière.

Le partenariat de collaboration constitue une approche gratifiante en soins infirmiers, car il respecte le besoin d'autonomie et de maîtrise de la personne. Il témoigne d'une estime indéfectible envers les gens et leur capacité de changer, de croître, d'apprendre et de se développer. Le partenariat de collaboration apporte des bienfaits tant à la personne qu'à l'infirmière, car chacune apprend de l'autre. Les deux s'enrichissent de connaissances et d'aptitudes en même temps qu'elles acquièrent une compréhension intime d'elles-mêmes, de l'autre, de la situation et de leur relation. Et ces outils les rendent encore plus aptes à connaître et à interpréter d'autres situations et d'autres relations.

LECTURES SUGGÉRÉES

CHAPITRE 1

Allen, M. (1977). Comparative theories of the expanded role in nursing and its implications for nursing practice : A working paper. *Nursing Papers, 9*, 38-45. Un article qui a fait école : s'écartant du modèle de soins infirmiers à caractère médical, l'auteure expose les concepts fondamentaux du modèle McGill.

Brearley, S. (1990). *Person participation : The literature.* London : Scutari Press. Une revue de la littérature sur la participation de la personne et les concepts connexes.

Cahill, J. (1998). Patient participation – A review of the literature. *Journal of Clinical Nursing, 7*, 119-128. Une synthèse des écrits en sciences infirmières sur le concept de participation du patient. Cahill accorde une attention particulière aux forces qui ont donné naissance au partenariat de collaboration.

DeChillo, N., Koren, P. E., & Schultze, K. H. (1994). From paternalism to partnership : Family and professional collaboration in children's mental health. *American Journal of Orthopsychiatry, 64*, 564-576. Une captivante étude sur la collaboration entre les familles et les professionnels, axée sur les différents aspects de la collaboration ainsi que sur ses liens avec la satisfaction des patients à l'égard des soins.

Fromer, M. J. (1981). Paternalism in health care. *Nursing Outlook, 29*, 284-290. Un exposé des origines historiques du paternalisme dans les soins de santé. Fromer présente en outre les raisons pour lesquelles les infirmières ont longtemps privilégié cette approche.

Gallant, M. H., Beaulieu, M. C., & Carnevale, F. A. (2002). Partnership : An analysis of the concept within the nurse-client relationship. *Journal of Advanced Nursing, 40*, 149-157. Une revue de la littérature sur le concept de partenariat entre les infirmières et les patients.

Greenfield, S., Kaplan, S. H., Ware, J. E., Martin Yano, E., & Frank, H. L. J. (1998). Persons' participation in medical care : Effects on blood sugar control and quality of life in diabetes. *Journal of General Internal Medicine, 3*, 448-457. Une étude intéressante à l'occasion de laquelle des personnes atteintes du diabète ont appris à participer au processus décisionnel avec leurs médecins. Les personnes qui ont été capables de collaborer présentaient une meilleure maîtrise de leur glycémie.

Kirschbaum, M. S., & Knafl, K. A. (1996). Major themes in parent-provider relationships : A comparison of life-threatening and chronic illness experiences. *Journal of Family Nursing, 2,* 195-216. Une riche description de la perception qu'avaient des parents du travail accompli avec des professionnels de la santé en vue de prendre les décisions reliées aux soins des enfants.

McQueen, A. (2000). Nurse-patient relationships and partnership in hospital care. *Journal of Clinical Nursing, 9,* 723-731. Un bon aperçu des origines de l'approche de collaboration en soins infirmiers.

Pratto, F., & Walker, A. (2001). Dominance in disguise : Power, beneficence and exploitation in personal relationships. Dans A. Y. Lee-Chai & J. A. Bargh (dir.), *The use and abuse of power : Multiple perspectives in the causes of corruption.* New York : Psychology Press. Une fascinante étude sur la manière dont les individus à la recherche de pouvoir choisissent une carrière dans le domaine des soins de santé.

Stewart, M. J. (1990). From provider to partner : A conceptual framework for nursing education based on primary health care premises. *Advances in Nursing Science, 12,* 9-27. Stewart résume les fondements conceptuels de l'approche de collaboration en pratique infirmière en s'appuyant sur les principes des soins de santé primaires. Ses propos peuvent toutefois être transposés à d'autres milieux.

Sullivan, T. J. (1998). Consumers in health care, part II : Expert viewpoints. Dans T. J. Sullivan (dir.), *Collaboration : A health care imperative* (pp. 561-590). New York : McGraw-Hill. Une description de la montée du mouvement consumériste.

Young, L. E., & Hayes, V. E. (2002). *Transforming health promotion practice : Concepts, issues and applications.* Philadelphia : F.A. Davis. Young et Hayes décrivent d'un point de vue canadien les pratiques infirmières en promotion de la santé à travers des relations de collaboration entre l'infirmière et des personnes tant malades que bien-portantes.

CHAPITRE 2

Attridge, C. B., Budgen, C., Hilton, A., McDavid, J., Molzahn, A., & Purkis, M. E. (1996). Report of the evaluation of the Comox Valley Nursing Centre. Victoria, B.C : University of Victoria. Ce rapport décrit l'évaluation d'un projet de démonstration fondé sur le partenariat de collaboration et rend compte de la satisfaction des gens à l'égard de cette approche. On y trouve aussi des recommandations pour la mise en pratique de l'approche.

Gallant, M. H., Beaulieu, M. C., & Carnevale, F. A. (2002). Partnership : An analysis of the concept within the nurse-client relationship. *Journal of Advanced Nursing, 40,* 149-157. Une analyse conceptuelle du partenariat fondée sur une revue critique de la littérature.

Greenwood, J. (1998). The role of reflection in single and double loop learning. *Journal of Advanced Nursing, 27*, 1048-1053. Cet article décrit le rôle de la réflexion dans la pratique professionnelle.

Henneman, E. A., Lee, J. L., & Cohen, J. I. (1995). Collaboration : A concept analysis. *Journal of Advanced Nursing, 21,* 103-109. Les auteures décrivent le modèle de la collaboration et présentent des cas illustrant l'utilisation de l'approche de collaboration et de l'approche contraire.

Kralik, D., Koch, T., & Wooton, K. (1997). *Journal of Advanced Nursing, 26,* 399-407. Une intéressante étude sur les perceptions qu'ont les patients des comportements associés à l'engagement de l'infirmière.

McDowell, T. (2000). Practice evaluation as a collaborative process : A client's and a clinician's perceptions of helpful and unhelpful moments in a clinical interview. *Smith College Studies in Social Work, 70,* 375-387. Une étude de cas éloquente portant sur une interaction entre un travailleur social et un client. McDowell fait ressortir les principales caractéristiques de l'approche de collaboration.

CHAPITRE 3

Egan, G. (2002). *The skilled helper : A problem-management and opportunity-development approach to helping* (7ᵉ éd.) Pacific Grove, CA : Brooks/Cole Publisher.

Ezer, H., Bray, C., & Gros, C. P. (1997). Families' description of the nursing intervention in a randomized control trial (pp. 371-376). Dans L. N. Gottlieb & H. Ezer (dir.), *A perspective on health, family, learning, and collaborative nursing : A collection of writings on the McGill Model of Nursing.* Montreal : McGill University School of Nursing. Des familles décrivent les comportements qu'elles jugent utiles chez l'infirmière.

Gottlieb, L. N. (1997). Health promoters : Two contrasting styles in community nursing. Dans L. N. Gottlieb & E. Ezer (dir.), *A perspective on health, family, learning, and collaborative nursing : A collection of writings on the McGill Model of Nursing.* Montreal : McGill University School of Nursing. L'auteure décrit les rôles que l'infirmière peut adopter pour aider les gens à atteindre leurs objectifs de santé.

Karhila, P., Kettunen, T., Poskiparta, M., & Liimatainen, L. (2003). Negotiation in Type 2 diabetes counseling : From problem recognition to mutual acceptance during lifestyle counseling. *Qualitative Health Research, 13,* 1205-1225. L'article décrit le déroulement et les caractéristiques du processus de négociation dans des interactions réelles entre une infirmière et une personne.

McNaughton, D. B. (2000). A synthesis of qualitative home visiting research. *Public Health Nursing, 17,* 405-414. Cette revue systématique de la littérature sur les pratiques de visite à domicile chez des infirmières en santé publique a révélé que l'établissement et le maintien de la relation avec le client constitue la visée première des visites à domicile. McNaughton décrit les phases de la relation ainsi que les rôles de l'infirmière et du client.

Morse, J. M. (1991). Negotiating commitment and involvement in the nurse-patient relationship. *Journal of Advanced Nursing, 16,* 455-468. Une description des différents types de relations infirmière-personne.

Morse, J. M., Deluca Havens, G. A., & Wilson, S. (1997). The comforting interaction : Developing a model of the nurse-patient relationship. *Scholarly Inquiry for Nursing Practice, 11,* 321-343. Un article sur la distinction entre des interactions (des rencontres) et une relation ainsi que sur le lien entre les interactions et les relations.

Robinson, C. A. (1996). Health care relationships revisited. *Family Systems Medicine, 16(1-2),* 7-25. Des familles décrivent les comportements infirmiers qui leur sont utiles.

CHAPITRE 4

Ashworth, P., Longmate, M. A., & Morrison, P. (1992). Patient participation : Its meaning and significance in the context of caring. *Journal of Advanced Nursing, 17,* 1430-1439. Un article qui décrit quelques indicateurs généraux de la participation du patient à ses soins.

Biley, F. (1992). Some determinants that affect patient participation in decision making about nursing care. *Journal of Advanced Nursing, 17,* 414-421. Une étude théorique solidement étayée qui décrit les perceptions de patients hospitalisés dans une unité de chirurgie à propos des déterminants de leur participation au processus décisionnel.

Espezel, H. J. E., & Canam, C. J. (2003). Parent-nurse interactions : Care of hospitalized children. *Journal of Advanced Nursing, 44,* 34-41. Cette étude qualitative portant sur les parents d'enfants hospitalisés fait ressortir un grand nombre des facteurs qui influent sur les interactions entre l'infirmière et la personne.

CHAPITRE 5

Feeley, N., & Gottlieb, L. N. (2000). Nursing approaches for working with family strengths and resources. *Journal of Family Nursing, 6,* 9-23. Un article qui définit la notion de forces et explique comment les exploiter dans la pratique.

Heath, H. (1998). Keeping a reflective practice diary : A practical guide. *Nurse Education Today, 18,* 592-598.

Jansson, A., Pertersson, K., & Uden, G. (2001). Nurses' first encounters with parents of newborn children - public health nurses views of a good meeting. *Journal of Clinical Nursing, 10,* 140-151. Cet article propose diverses stratégies à utiliser lors d'une première rencontre pour créer un climat propice au partenariat de collaboration.

Lenrow, P. B., & Burch, R. W. (1981). Mutual aid and professional services : Opposing or complementary ? Dans B. Gottlieb (dir.), *Social Networks and Social Supports* (pp. 233-257). Beverly Hills, CA : Sage.

Mitcheson, J., & Cowley, S. (2003). Empowerment or control ? An analysis of the extent to which client participation is enabled during health visitor/client interactions using a structured health needs assessment tool. International *Journal of Nursing Studies, 40,* 413-426. Les stratégies qui font obstacle au partenariat de collaboration.

Patterson, B. (2001). Myths of empowerment in chronic illness. *Journal of Advanced Nursing, 34,* 574-581. Les stratégies qui font obstacle au partenariat de collaboration, du point de vue de personnes atteintes d'une maladie chronique.

CHAPITRE 6

Allen, J. G., Coyne, L., Colson, D. B., Horitz, L., Gabbard, G. O., Frieswyk, S. H. *et al.* (1996). Pattern of therapist interventions associated with patient collaboration. *Psychotherapy, 33,* 254-261. Axée sur divers comportements du thérapeute (l'interprétation, la confrontation, la clarification, l'encouragement, les conseils et les éloges, par exemple), cette étude vise à discerner ceux qui favorisent la collaboration du patient et ceux qui l'entravent.

Kirschbaum, M. S., & Knafl, K. A. (1996). Major themes in parent-provider relationships : A comparison of life-threatening and chronic illness experiences. *Journal of Family Nursing, 2,* 195-216. Cette étude empirique décrit trois modalités de participation au processus décisionnel chez des familles d'enfants atteints d'une maladie chronique ou potentiellement mortelle. La troisième de ces modalités se caractérise par la collaboration entre les parents et les professionnels de la santé.

CHAPITRE 7

Cioffi, J. (2003). Communicating with culturally and linguistically diverse patients in an acute care setting : Nurses' experiences. *International Journal of Nursing Studies, 40,* 299-306. Cet article rend compte d'expériences vécues par des infirmières qui travaillent auprès de patients issus de divers milieux culturels et linguistiques.

Jansson, A., Petersson, K., & Uden, G. (2001). Nurses' first encounters with parents of newborn children - Public health nurses' views of a good meeting. *Journal of Clinical Nursing, 10,* 140-151. Une étude qui démontre l'influence du milieu sur la relation infirmière-personne et sur la répartition du pouvoir.

Street, R. L. (2002). Gender differences in health care provider-patient communication : Are they due to style, stereotypes, or accomodation ? *Patient Education and Counseling, 48,* 201-206. Une revue de la littérature sur les différences liées au sexe dans la communication entre les professionnels de la santé et les patients.

CHAPITRE 8

McCann, T. V., & Baker, H. (2001). Mutual relating : Developing interpersonal relationships in the community. *Journal of Advanced Nursing, 34,* 530-537. Cette étude présente les opinions de patients et d'infirmières en santé communautaire sur la révélation de soi.

GLOSSAIRE

Ambiguïté *(chapitre 2)* Imprévisibilité inhérente au partenariat de collaboration, attribuable au fait que deux personnes, et non pas seulement l'infirmière, prennent les décisions. Le travail en collaboration exige que l'infirmière et la personne soient capables de tolérer l'incertitude et l'ambiguïté pendant un certain temps.

Aptitude à l'engagement *(chapitre 4)* Dans un partenariat de collaboration, capacité de se lier envers l'autre personne de manière à établir et à entretenir une relation avec elle.

Attitude non critique *(chapitre 2)* Fait de témoigner de la tolérance et de la compréhension envers les croyances, les valeurs, les comportements et les points de vue d'une autre personne. Pour l'infirmière, fait de s'abstenir de juger ou de condamner la personne et son comportement, même si celui-ci est contraire à ses propres valeurs.

Climat social *(chapitre 4)* Culture organisationnelle au sein de laquelle les soins sont prodigués, composée des valeurs, de la philosophie, des politiques, de la gestion du personnel et de la charge de travail des employés de l'établissement de soins de santé.

Compatibilité *(chapitre 4)* Accord entre les capacités et les caractéristiques d'un partenaire et les exigences et les attentes de l'autre.

Constructivisme *(chapitre 7)* Théorie selon laquelle l'être humain construit ses perceptions du monde en triant l'information obtenue par l'observation et l'écoute.

Coopération *(chapitre 1)* Condition préalable à l'établissement d'un partenariat de collaboration ; fait de planifier et de travailler à plusieurs de manière constructive (Baggs et Schmitt, 1988).

Disposition *(chapitre 4)* Dans un partenariat de collaboration, volonté d'entamer un travail relatif à la santé ou d'effectuer un changement ; intention d'agir ; volonté d'entrer en relation avec l'autre partenaire.

Enculturation *(chapitre 7)* Dernier des quatre niveaux de compétence ethnolinguistique selon Bushy (1999). À ce niveau, le professionnel considère la personne comme sa partenaire et collabore avec elle pour planifier des soins adaptés sur le plan culturel.

Ethnocentrisme *(chapitre 7)* Premier des quatre niveaux de compétence ethno-linguistique selon Bushy (1999). Absence de sensibilité culturelle chez le professionnel, qui associe sa propre culture à la norme et juge toutes les autres par rapport à elle.

Évaluation *(chapitre 6)* Processus continu de réflexion structurée sur la nature de la relation infirmière-personne, visant à vérifier l'existence de la collaboration ; s'échelonne sur toute la durée de la relation, soit avant, pendant et après les rencontres.

Guide d'évaluation des facteurs influant sur le partenariat de collaboration *(chapitre 4)* Outil mis au point par Dalton (2001) et augmenté par Gottlieb et Feeley dans le présent ouvrage ; consiste en une liste des facteurs qui influent sur la capacité de l'infirmière et de la personne d'établir un partenariat de collaboration. Comprend quatre grandes catégories : les facteurs propres à l'infirmière, les facteurs propres à la personne, les facteurs propres à la relation ainsi que les facteurs environnementaux, organisationnels et situationnels.

Indicateurs *(chapitre 6)* Dans le présent ouvrage, signes qui attestent la collaboration entre l'infirmière et la personne ; on trouve des indicateurs du partage du pouvoir, de l'ouverture d'esprit et du respect, de la capacité de tolérer l'ambiguïté, de la conscience de soi et de l'introspection.

Introspection *(chapitre 2)* Dans un partenariat de collaboration, examen réflexif continuel des rencontres entre l'infirmière et la personne, visant à augmenter la conscience de soi et de l'autre, à révéler la dynamique de la relation et à mesurer les répercussions du comportement d'un partenaire sur l'autre.

Mode d'apprentissage *(chapitre 4)* Ensemble des moyens par lesquels une personne en arrive à comprendre comment une chose s'insère et fonctionne dans le monde, par exemple l'observation, la lecture, la recherche, l'écoute, le tâtonnement et la démonstration.

Modèle en spirale du partenariat de collaboration *(chapitre 3)* Modèle mis au point par Moudarres et Ezer (1995) pour schématiser les phases (exploration, focalisation, exécution et révision) et les processus que comporte l'établissement d'un partenariat de collaboration.

Négociation *(chapitre 3)* Processus qui consiste à faire des compromis constructifs en vue de parvenir à un accord mutuellement satisfaisant quant aux priorités. Suppose que chacun comprenne le point de vue de l'autre sur la situation, discerne son propre point de vue et le communique clairement, connaisse la façon de trouver un terrain d'entente et puisse déterminer le point de vue à privilégier.

Ouverture d'esprit *(chapitre 2)* Dans un partenariat de collaboration, volonté d'établir une relation avec l'autre, d'échanger de l'information, des idées et des points de vue, d'écouter ce que l'autre a à dire, de tenter des expériences, de changer et d'apprendre.

Partage de l'information *(chapitre 5)* À l'opposé de ce qui se produit dans une relation hiérarchique traditionnelle, libre circulation de l'information entre l'infirmière et la personne ayant formé un partenariat de collaboration ; moyen de partager le pouvoir consistant pour l'infirmière à laisser la personne poser des questions et à lui fournir des renseignements.

Partage du pouvoir *(chapitre 2)* Mode d'interaction selon lequel l'infirmière et la personne établissent le programme, élaborent un plan d'action qui coïncide le mieux possible avec la réalité de la personne et se partagent le travail lié à l'exécution du plan. Les deux procèdent à l'évaluation des résultats obtenus mais, en fin de compte, c'est la personne qui juge de l'efficacité du plan.

Partenariat de collaboration *(chapitre 1)* Type de relation infirmière-personne axée sur l'atteinte d'objectifs centrés sur la personne et établis conjointement par elle et l'infirmière ; processus dynamique qui nécessite l'accord et la participation active de tous les partenaires.

Participation *(chapitre 1)* Fait pour la personne de prendre part dans une certaine mesure au processus décisionnel ou à la prestation d'un service. On peut considérer la participation de la personne comme un continuum : à une extrémité, on trouve une personne passive et un professionnel de la santé actif ; à l'autre extrémité, on trouve une personne active et un professionnel de la santé inactif.

Personne *(chapitre 1)* *Patient* ou *client* dans l'ancienne terminologie. Vis-à-vis de l'infirmière dans le partenariat de collaboration ; il peut s'agir d'un individu, d'une famille, d'une communauté ou encore d'un groupe ou d'une population. Le mot *personne* possède moins de connotations négatives que les autres termes.

Phase d'exécution *(chapitre 3)* Troisième phase du modèle en spirale du partenariat de collaboration, consacrée à la résolution de problème. Consiste à étudier les stratégies propices à l'atteinte des objectifs et à élaborer un plan d'action.

Phase d'exploration *(chapitre 3)* Première phase du modèle en spirale du partenariat de collaboration, caractérisée par des activités qui permettent aux partenaires de se familiariser l'un avec l'autre, c'est-à-dire échanger de l'information, établir la confiance et se confier.

Phase de focalisation *(chapitre 3)* Deuxième phase du modèle en spirale du partenariat de collaboration, caractérisée par une démarche visant à fixer des objectifs précis et réalisables et à les classer par ordre de priorité.

Phase de révision *(chapitre 3)* Quatrième phase du modèle en spirale du partenariat de collaboration, consistant en une évaluation systématique de l'efficacité du plan ; permet à la personne de déceler les stratégies qui l'on aidée à atteindre ses objectifs.

Position philosophique *(chapitre 1)* Ensemble des croyances, des valeurs et des attitudes qui sous-tendent le partenariat de collaboration et imprègnent chaque interaction et chaque rencontre entre l'infirmière et la personne. La position philosophique a trait aux rôles respectifs de l'infirmière et de la personne, au partage du pouvoir, aux modalités du processus décisionnel et à la planification des soins.

Réceptivité *(chapitre 4)* Sous-ensemble des aptitudes aux relations interpersonnelles essentielles à la collaboration entre l'infirmière et la personne ; constituée de la capacité de décoder avec exactitude les signaux verbaux et non verbaux ainsi que de la capacité d'établir un rythme de travail adapté à la personne.

Relation hiérarchique traditionnelle *(chapitre 1)* Forme de relation infirmière-personne qui a prévalu jusqu'à maintenant. Issue d'une mentalité paternaliste, elle fait intervenir d'une part un professionnel de la santé qui jouit de l'autorité et du pouvoir décisionnel et assume la responsabilité de la santé de la personne et, d'autre part, une personne dont le rôle est de se plier aux décisions du professionnel en échange des soins reçus.

Respect *(chapitre 2)* L'un des éléments essentiels du partenariat de collaboration ; fait d'estimer et de valoriser les rôles et les responsabilités de l'autre, de considérer l'autre comme un partenaire compétent et capable, à divers degrés et de diverses manières, de prendre part au partenariat.

Savoir culturel *(chapitre 7)* Troisième des quatre niveaux de compétence ethno-linguistique selon Bushy (1999). À ce niveau, le professionnel est renseigné sur les autres cultures et exploite ses connaissances dans sa pratique.

Sensibilité culturelle *(chapitre 7)* Deuxième des quatre niveaux de compétence ethno-linguistique selon Bushy (1999). À ce niveau, le professionnel reconnaît et apprécie les croyances, les valeurs et les pratiques de l'autre personne.

Stratégies de partage du pouvoir *(chapitre 5)* Moyens qui permettent à l'infirmière d'aborder la personne de manière propice à la collaboration : employer un langage qui véhicule l'idée de partenariat, expliquer l'approche de collaboration et ses bénéfices, demander l'opinion de la personne, l'inviter à participer à la diffusion de l'information et établir avec elle les modalités de la relation.

RÉFÉRENCES

PRÉFACE

Allen, M. (1977). Comparative theories of the expanded role in nursing and its implications for nursing practice : A working paper. *Nursing Papers, 9,* 38-45.

Cameron, G. (2004). Transformational leadership for a health promotion practice. Dans L. E. Young & V. E. Hayes (dir.), *Transforming health promotion practice : Concepts, issues and applications* (pp. 99-109). Philadelphia : FA Davis.

Gottlieb, L. N., & Ezer, H. (1997). *A perspective on health, family, learning, and collaborative nursing : A collection of writings on the McGill Model of Nursing.* Montréal : McGill University School of Nursing.

Hartrick, G. (2004). Beyond interpersonal communication : The significance of relationship in health promoting practice. Dans L. E. Young & V. E. Hayes (dir.), *Transforming health promotion practice : Concepts, issues and applications* (pp. 49-58). Philadelphia : FA Davis.

CHAPITRE 1

Allen, D. (2000). Negotiating the role of expert carers on an adult hospital ward. *Sociology of Health and Illness, 22,* 149-171.

Allen, M. (1977). Comparative theories of the expanded role in nursing and its implications for nursing practice : A working paper. *Nursing Papers, 9,* 38-45.

Attridge, C. B., Budgen, C., Hilton, A., McDavid, J., Molzahn, A., & Purkis, M. E. (1996). *Report of the evaluation of the Comox Valley Nursing Centre.* Victoria, BC : University of Victoria School of Nursing.

Baggs, J. G., & Schmitt, M. H. (1988). Collaboration between nurses and physicians. Image : *Journal of Nursing Scholarship, 20,* 145-149.

Biley, F. (1992). Some determinants that effect patient participation in decision making about nursing care. *Journal of Advanced Nursing, 17,* 414-421.

Brearley, S. (1990). *Patient participation : The literature.* London : Scutari Press.

Brink, P. (1992). Autonomy versus do no harm. *Western Journal of Nursing Research, 14,* 264-266.

Cahill, J. (1996). Patient participation : A concept analysis. *Journal of Advanced Nursing, 24,* 561-571.

Cahill, J. (1998). Patient participation—A review of the literature. *Journal of Clinical Nursing, 7,* 119-128.

Canadian Nurses Association. (1997). *Code of Ethics for Registered Nurses.* Ottawa : Author.

Carey, R. (1989). How values affect the mutual goal setting process with multi-problem families. *Journal of Community Health Nursing, 6,* 7-14.

Carper, B. (1978). Fundamental patterns of knowing in nursing. *Advances in Nursing Science, 1,* 13-23.

Chausse, I. (2003). *Patients' perceptions of collaboration in an outpatient psychiatric setting.* Montréal : McGill University School of Nursing.

Clarke, H. F., & Mass, H. (1998). Comox Valley Nursing Centre : From collaboration to empowerment. *Public Health Nursing, 15,* 216-224.

Coulter, A. (1999). Paternalism or partnership ? Patients have grown-up and there's no going back. *British Medical Journal, 319,* 719-720.

Courtney, R., Ballard, E., Fauver, S., Gariota, M., & Holland, L. (1996). The partnership model : Working with individuals, families, and communities toward a new vision of health. *Public Health Nursing, 13,* 177-186.

De Ridder, D. D., Depla, M., Severens, P., & Malsch, M. (1997). Beliefs on coping with illness : A consumer's perspective. *Social Science of Medicine, 44,* 553-559.

DeChillo, N., Koren, P. E., & Schultze, K. H. (1994). From paternalism to partnership : Family and professional collaboration in children's mental health. *American Journal of Orthopsychiatry, 64,* 564-576.

Dennis, K. E. (1990). Patients' control and the information imperative : Clarification and confirmation. *Nursing Research, 39,* 162-166.

Eisenthal, S., & Lazare, A. (1976). Evaluation of the initial interview in a walk-in clinic : The patient's perspective on a "customer approach." *The Journal of Nervous and Mental Disease, 162,* 169-176.

Estabrooks, C. (1998). Will evidence-based nursing practice make practice perfect ? *Canadian Journal of Nursing Research, 30,* 15-30.

Ezer, H., Bray, C., & Gros, C. P. (1997). Families' description of the nursing intervention in a randomized control trial. Dans L. N. Gottlieb & H. Ezer (dir.), *A perspective on health, family, learning, and collaborative nursing : A collection of writings on the McGill Model of Nursing* (pp. 371-376). Montréal : McGill University School of Nursing.

Gallant, M. H., Beaulieu, M. C., & Carnevale, F. A. (2002). Partnership : An analysis of the concept within the nurse-client relationship. *Journal of Advanced Nursing, 40,* 149-157.

Gottlieb, L. N. (1997). Health promoters : Two contrasting styles in community nursing. Dans L. N. Gottlieb & H. Ezer (dir.), *A perspective on health, family, learning, and collaborative nursing : A collection of writings on the McGill Model of Nursing* (pp. 98-109). Montréal : McGill University School of Nursing.

Gottlieb, L. N., & Rowat, K. (1987). The McGill Model of Nursing : A practice-derived model. *Advances in Nursing Science, 9*(4), 51-61. Montréal : McGill University School of Nursing.

Greenfield, S., Kaplan, S., & Ware, J. E. (1985). Expanding patient involvement in care : Effects on patient outcomes. *Annals of Internal Medicine, 102,* 520-528.

Greenfield, S., Kaplan, S. H., Ware, J. E., Martin Yano, E., & Frank, H. L. J. (1988). Patients' participation in medical care : Effects on blood sugar control and quality of life in diabetes. *Journal of General Internal Medicine, 3,* 448-457.

Hall, B. A., & Allan, J. D. (1994). Self in relation : A prolegomenon for holistic nursing. *Nursing Outlook, 42,* 110-116.

Hall, J. A., Roter, D. L., & Katz, N. R. (1988). Meta-analysis of correlates of provider behavior in medical encounters. *Medical Care, 26,* 657-675.

Halstead, R. W., Wagner, L. D., Margo, V., & Ferkol, W. (2002). Counselors' conceptualizations of caring in the counseling relationship. *Counseling and Values, 47,* 34-42.

Hollman, H., & Lorig, K. (2000). Patients as partners in managing chronic disease. *British Medical Journal, 320,* 527-528.

James, T., & Lorentzon, M. (2004). Gathering dust on library shelves or supporting practice ?—The fate of research reports in nursing : Examining the literature on evidence-based practice in nursing. Dans P. Smith, T. James, M. Lorentzon, & R. Pope (dir.), *Shaping the facts : Evidence-based nursing and health care* (pp. 17-36). Edinburgh : Churchill Livingstone.

Jewell, S. E. (1994). Patient participation : What does it mean to nurses ? *Journal of Advanced Nursing, 19,* 433-438.

Kasch, C. (1986). Establishing a collaborative nurse-patient relationship : A distinct focus of nursing action in primary care. *Image : Journal of Nursing Scholarship, 18*(2), 44-47.

Kim, H. S. (1983). Collaborative decision making in nursing practice : A theoretical framework. Dans P. L. Chinn (dir.), *Advances in nursing theory development* (pp. 271-283). Rockville, MD : Aspen Systems Corporation.

Kirk, S. (2001). Negotiating lay and professional roles in the care of children with complex health care needs. *Journal of Advanced Nursing, 34,* 593-602.

Kirk, S., & Glendinning, C. (1998). Trends in community care and patient participation : Implications for the roles of informal carers and community nurses in the United Kingdom. *Journal of Advanced Nursing, 28,* 370-381.

Kirschbaum, M. S., & Knafl, K. A. (1996). Major themes in parent-provider relationships : A comparison of life-threatening and chronic illness experiences. *Journal of Family Nursing, 2,* 195-216.

Krouse, H. J., & Roberts, S. J. (1989). Nurse-patient interactive styles : Power, control, and satisfaction. *Western Journal of Nursing Research, 11,* 717-725.

Lenrow, P. B., & Burch, R. W. (1981). Mutual aid and professional services : Opposing or complementary ? Dans B. Gottlieb (dir.), *Social networks and social supports* (pp. 233-257). Beverly Hills : Sage.

Loiselle, C. G., & Dubois, S. (2003). Getting wired for interactive health communication. *Canadian Nurse, 99,* 22-26.

Lowenberg, J. S. (1989). *Caring & responsibility : The crossroads between holistic practice and traditional medicine.* Philadelphia : University of Pennsylvania Press.

MacIntosh, J., & McCormack, D. (2001). Partnerships identified within primary health care literature. *International Journal of Nursing Studies, 38,* 547-555.

Mayeroff, M. (1972). *On caring.* New York : Harper & Row.

McQueen, A. (2000). Nurse-patient relationships and partnership in hospital care. *Journal of Clinical Nursing, 9,* 723-731.

Moudarres, D., Fabijan, L., & Ezer, H. (2000). *Collaboration : A process and outcomes of mental health nursing.* A paper presented at the annual meeting of the Canadian Federation of Mental Health Nurses, Saskatoon, SK.

MulHall, A. (1998). Nursing, research, and the evidence. *Evidence Based Nursing, 1,* 4-6.

Orlando, I. J. (1961). *The dynamic nurse-patient relationship : Function, process and principles.* New York : GP Putnams's Sons.

Paavilainen, E., & Astedt-Kurki, P. (1997). The client-nurse relationship as experienced by public health nurses : Toward better collaboration. *Public Health Nursing, 14,* 137-142.

Patterson, B. (2001). Myths of empowerment in chronic illness. *Journal of Advanced Nursing, 34,* 574-581.

Patterson, J. M. (1995). Promoting resilience in families experiencing stress. *Pediatric Clinics of North America, 42,* 47-63.

Peplau, H. (1952). *Interpersonal relations in nursing : A conceptual frame of reference for psychodynamic nursing.* New York : Putnam.

Pless, I. B., Feeley, N., Gottlieb, L. N., Rowat, K., Dougherty, G., & Willard, B. (1994). A randomized trial of a nursing intervention to promote the adjustment of children with chronic physical disorders. *Pediatrics, 94,* 70-75.

Pratto, F., & Walker, A. (2001). Dominance in disguise : Power, beneficence and exploitation in personal relationships. Dans A. Y. Lee-Chai & J. A. Bargh (dir.), *The use and abuse of power : Multiple perspectives in the causes of corruption.* Philadelphia, PA : Psychology Press.

Roberts, K. (2002). Exploring participation : Older people on discharge from hospital. *Journal of Advanced Nursing, 40,* 413-420.

Roberts, S. J., & Krouse, H. J. (1988). Enhancing self-care through active negotiation. *Nurse Practitioner, 13,* 44-52.

Robinson, C. A. (1996). Health care relationships revisited. *Journal of Family Nursing, 2,* 152-173.

Robinson, C. A., & Thorne, S. A. (1984). Strengthening family "interference." *Journal of Advanced Nursing, 9,* 597-602.

Smith, P. (2004). Gathering evidence : The new production of knowledge. Dans P. Smith, T. James, M. Lorentzon, & R. Pope (dir.), *Shaping the facts : Evidence-based nursing and health care* (pp. 111-138). Edinburgh : Churchill Livingstone.

Stewart, M. J. (1990). From provider to partner : A conceptual framework for nursing education based on primary health care premises. *Advances in Nursing Science, 12,* 9-27.

Strickland, W. J., & Strickland, D. L. (1996). Partnership building with special populations. *Family Community Health, 19,* 21-34.

Strull, W. M., Lo, B., & Charles, G. (1984). Do patients want to participate in medical decision making ? *Journal of the American Medical Association, 252,* 2990-2994.

Suhonen, R. A., Valimaki, M., & Katajisto, J. (2000). Individualized care in a Finnish healthcare organization. *Journal of Clinical Nursing, 9,* 218-227.

Sullivan, T. J. (1998). Consumers in health care Part II : Expert viewpoints. Dans T. J. Sullivan (dir.), *Collaboration : A health care imperative* (pp. 561-590). New York : McGraw-Hill.

Thompson, S. C., Pitts, J. S., & Schwankovsky, L. (1993). Preferences for involvement in medical decision-making : Situational and demographic influences. *Patient Education and Counseling, 22,* 133-140.

Thorne, S. E., & Robinson, C. A. (1988). Reciprocal trust in health care relationships. *Journal of Advanced Nursing, 13,* 782-789.

Trnobranski, P. H. (1994). Nurse-patient negotiation : Assumption or reality ? *Journal of Advanced Nursing, 19,* 733-737.

Waterworth, S., & Luker, K. A. (1990). Reluctant collaborators : Do patients want to be involved in decisions concerning care ? *Journal of Advanced Nursing, 15,* 971-976.

Westberg, J., & Jason, H. (1996). Fostering healthy behavior. Dans S. H. Woolf, S. Jonas, & R. Lawrence (dir.), *Health promotion and disease prevention in clinical practice* (pp. 145-162). Baltimore : Williams & Wilkins.

Williamson, J. A. (1981). Mutual interaction : A model of nursing practice. *Nursing Outlook, 29,* 104-107.

Young, L. E., & Hayes, V. E. (2002). *Transforming health promotion practice : Concepts, issues and applications.* Philadelphia : FA Davis.

CHAPITRE 2

Allen, D. (2000). Negotiating the role of expert carers on an adult hospital ward. *Sociology of Health and Illness, 22,* 149-171.

Allen, M. (1977). Comparative theories of the expanded role in nursing and its implications for nursing practice : A working paper. *Nursing Papers, 9,* 38-45.

Attridge, C. B., Budgen, C., Hilton, A., McDavid, J., Molzahn, A., & Purkis, M. E. (1996). *Report of the evaluation of the Comox Valley Nursing Centre.* Victoria, BC : University of Victoria School of Nursing.

Banks, S., Crossman, D., Poel, J., & Stewart, M. (1997). Partnerships among health professionals and self-help group members. *Canadian Journal of Occupational Therapy, 64,* 259-269.

Bidmead, C., Davis, H., & Day, C. (2002). Partnership working : What does it really mean ? *Community Practitioner, 75,* 256-259.

Clarke, B., James, C., & Kelly, J. (1996). Reflective practice : Reviewing the issues and refocusing the debate. *International Journal of Nursing Studies, 33,* 171-180.

Clarke, H. F., & Mass, H. (1998). Comox Valley Nursing Centre : From collaboration to empowerment. *Public Health Nursing, 15,* 216-224.

Coulter, A. (1999). Paternalism or partnership ? Patients have grown up and there's no going back. *British Medical Journal, 319,* 719-720.

Courtney, R., Ballard, E., Fauver, S., Gariota, M., & Holland, L. (1996). The partnership model : Working with individuals, families, and communities toward a new vision of health. *Public Health Nursing, 13,* 177-186.

Greenwood, J. (1998). The role of reflection in single and double loop learning. *Journal of Advanced Nursing, 27,* 1048-1053.

Henderson, S. (2003). Power imbalance between nurses and patients : A potential inhibitor of partnership in care. *Journal of Clinical Nursing, 12,* 501-508.

Henneman, E. A., Lee, J. L., & Cohen, J. I. (1995). Collaboration : A concept analysis. *Journal of Advanced Nursing, 21,* 103-109.

Jansson, A., Petersson, K., & Uden, G. (2001). Nurses' first encounters with parents of newborn children—Public health nurses' views of a good meeting. *Journal of Clinical Nursing, 10,* 140-151.

Kirschbaum, M. S., & Knafl, K. A. (1996). Major themes in parent-provider relationships : A comparison of life-threatening and chronic illness experiences. *Journal of Family Nursing, 2,* 195-216.

Lahdenpera, T. S., & Kyngas, H. A. (2001). Levels of compliance shown by hypertensive patients and their attitude toward their illness. *Journal of Advanced Nursing, 34,* 189-195.

MacGillivary, H., & Nelson, G. (1998). Partnership in mental health : What it is and how to do it. *Canadian Journal of Rehabilitation, 12,* 71-83.

MacIntosh, J., & McCormack, D. (2001). Partnerships identified within primary health care literature. *International Journal of Nursing Studies, 38,* 547-555.

McCann, T. V., & Baker, H. (2001). Mutual relating : Developing interpersonal relationships in the community. *Journal of Advanced Nursing, 34,* 530-537.

McQueen, A. (2000). Nurse-patient relationships and partnership in hospital care. *Journal of Clinical Nursing, 9,* 723-731.

Nordgren, S., & Fridlund, B. (2001). Patients' perceptions of self-determination as expressed in the context of care. *Journal of Advanced Nursing, 35,* 117-125.

Paavilainen, E., & Astedt-Kurki, P. (1997). The client-nurse relationship as experienced by public health nurses : Toward better collaboration. *Public Health Nursing, 14,* 137-142.

Robinson, C. A. (1996). Health care relationships revisited. *Journal of Family Nursing, 2,* 152-173.

Schon, D. (1987). *The reflective practitioner : How professionals think in action.* New York : Basic Books.

Thorne, S. E., & Robinson, C. A. (1988). Reciprocal trust in health care relationships. *Journal of Advanced Nursing, 13,* 782-789.

CHAPITRE 3

Bidmead, C., Davis, H., & Day, C. (2002). Partnership working : What does it really mean ? *Community Practitioner, 75,* 256-259.

Courtney, R., Ballard, E., Fauver, S., Gariota, M., & Holland, L. (1996). The partnership model : Working with individuals, families, and communities toward a new vision of health. *Public Health Nursing, 13,* 177-186.

Gottlieb, L. N., & Rowat, K. (1987). The McGill Model of Nursing : A practice-derived model. *Advances in Nursing Science, 9*(4), 51-61.

Jansson, A., Petersson, K., & Uden, G. (2001). Nurses' first encounters with parents of newborn children—Public health nurses' views of a good meeting. *Journal of Clinical Nursing, 10,* 140-151.

Moudarres, D., & Ezer, H. (1995, December). *Collaboration with individuals, families, and groups in the community.* Paper presented at International Conference on Community Health Centres, Montréal.

Moudarres, D., Ezer, H., & Schein, C. (1997). *Collaboration : A process and outcomes of community health nursing.* Paper presented at the Canadian National Home Care Association Conference, Montréal.

Moudarres, D., Fabijan, L., & Ezer, H. (2000). *Collaboration : A process and outcomes of nursing practice.* Paper presented at the Annual Meeting of the Canadian Federation of Mental Health Nurses, Saskatoon, Sask.

Roberts, S. J., & Krouse, H. J. (1988). Enhancing self-care through active negotiation. *Nurse Practitioner, 13,* 44-52.

Roberts, S. J., & Krouse, H. J. (1990). Negotiation as a strategy to empowering self-care. *Holistic Nursing Practice, 4,* 30-36.

Williamson, J. A. (1981). Mutual interaction : A model of nursing practice. *Nursing Outlook, 29,* 104-107.

CHAPITRE 4

Benner, P., Hooper-Kyriakidis, P., & Stannard, D. (1999). *Clinical wisdom and interventions in critical care : A thinking-in-action approach.* Philadelphia : WB Saunders Company.

Biley, F. (1992). Some determinants that effect patient participation in decision making about nursing care. *Journal of Advanced Nursing, 17,* 414-421.

Bottorff, J., Steele, R., Davis, B., Porterfield, P., Garossino, C., & Shaw, M. (2000). Facilitating day-to-day decision making in palliative care. *Cancer Nursing, 23,* 141-150.

Cahill, J. (1998). Patient participation—A review of the literature. *Journal of Clinical Nursing, 7,* 119-128.

Chan, L. (2003). *Having their say : The challenges of addressing the concerns of adolescents with chronic illness and their families in an ambulatory setting.* Unpublished manuscript, McGill University School of Nursing, Montréal.

Dalton, C. (2001). *Conditions for collaboration framework.* Unpublished manuscript. McGill University School of Nursing, Montréal.

Dalton, C., & Gottlieb, L. N. (2003). The concept of readiness to change. *Journal of Advanced Nursing, 42,* 108-117.

DeChillo, N. (1993). Collaboration between social workers and families of patients with mental illness. *Families in Society : The Journal of Contemporary Human Services, 74,* 104-115.

Espezel, H. J. E., & Canam, C. J. (2003). Parent-nurse interactions : Care of hospitalized children. *Journal of Advanced Nursing, 44,* 34-41.

Kim, H. S. (1983). Collaborative decision making in nursing practice : A theoretical framework. Dans P. L. Chinn (dir.), *Advances in nursing theory development* (pp. 271-283). Rockville, MD : Aspen Systems Corporation.

Kirk, S. (2001). Negotiating lay and professional roles in the care of children with complex health care needs. *Journal of Advanced Nursing, 34,* 593-602.

Kirk, S., & Glendinning, C. (1998). Trends in community care and patient participation : Implications for the roles of informal carers and community nurses in the United Kingdom. *Journal of Advanced Nursing, 28,* 370-381.

Krouse, H. J., & Roberts, S. J. (1989). Nurse-patient interactive styles : Power, control, and satisfaction. *Western Journal of Nursing Research, 11,* 717-725.

Lenrow, P. B., & Burch, R. W. (1981). Mutual aid and professional services : Opposing or complementary ? Dans B. Gottlieb (dir.), *Social networks and social supports* (pp. 233-257). Beverly Hills : Sage.

McCann, T. V., & Baker, H. (2001). Mutual relating : Developing interpersonal relationships in the community. *Journal of Advanced Nursing, 34,* 530-537.

McKeachie, W. J. (1999). *Teaching tips : Strategies, research and theory for college and university teachers* (10ᵉ éd.). Boston : Houghton Mifflin Company.

Murphy, F., Taylor, G., & Townshend, J. (1997). Assessing and promoting families' readiness for change and growth. Dans L. N. Gottlieb & H. Ezer (dir.), *A perspective on health, family, learning, and collaborative nursing : A collection of writings on the McGill Model of Nursing* (pp. 365-369). Montréal : McGill University School of Nursing.

Naylor, D. (2003). *National advisory committee on SARS and public health.* Ottawa : Health Canada.

Nordgren, S., & Fridlund, B. (2001). Patients' perceptions of self-determination as expressed in the context of care. *Journal of Advanced Nursing, 35,* 117-125.

Patterson, B. (2001). Myths of empowerment in chronic illness. *Journal of Advanced Nursing, 34,* 574-581.

Sainio, C., Eriksson, E., & Lauri, S. (2001). Patient participation in decision making about care : The cancer patient's point of view. *Cancer Nursing, 24,* 172-179.

CHAPITRE 5

Atkins, S., & Murphy, K. (1993). Reflection : A review of the literature. *Journal of Advanced Nursing, 18,* 1188-1192.

Bidmead, C., Davis, H., & Day, C. (2002). Partnership working : What does it really mean ? *Community Practitioner, 75,* 256-259.

Bottorff, J., Steele, R., Davis, B., Porterfield, P., Garossino, C., & Shaw, M. (2000). Facilitating day-to-day decision making in palliative care. *Cancer Nursing, 23,* 141-150.

Feeley, N., & Gottlieb, L. N. (2000). Nursing approaches for working with family strengths and resources. *Journal of Family Nursing, 6,* 9-23.

Greenwood, J. (1998). The role of reflection in single and double loop learning. *Journal of Advanced Nursing, 27,* 1048-1053.

Haug, M. R. (1996). Elements in physician/patient interactions in late life. *Research on Aging, 18,* 32-51.

Heath, H. (1998). Keeping a reflective practice diary : A practical guide. *Nurse Education Today, 18,* 592-598.

Henderson, S. (2003). Power imbalance between nurses and patients : A potential inhibitor of partnership in care. *Journal of Clinical Nursing, 12,* 501-508.

Jansson, A., Petersson, K., & Uden, G. (2001). Nurses' first encounters with parents of newborn children—Public health nurses' views of a good meeting. *Journal of Clinical Nursing, 10,* 140-151.

Johns, C. (1994). Nuances of reflection. *Journal of Clinical Nursing, 3,* 71-75.

Kasch, C. (1986). Establishing a collaborative nurse-patient relationship : A distinct focus of nursing action in primary care. *Image : Journal of Nursing Scholarship, 18*(2), 44-47.

Leahey, M., & Harper-Jaques, S. (1996). Family-nurse relationships : Core assumptions and clinical implications. *Journal of Family Nursing, 2,* 133-151.

Lenrow, P. B., & Burch, R. W. (1981). Mutual aid and professional services : Opposing or complementary ? Dans B. Gottlieb (dir.), *Social networks and social supports* (pp. 233-257). Beverly Hills : Sage.

Mitcheson, J., & Cowley, S. (2003). Empowerment or control ? An analysis of the extent to which client participation is enabled during health visitor/client interactions using a structured health needs assessment tool. *International Journal of Nursing Studies, 40,* 413-426.

Patterson, B. (2001). Myths of empowerment in chronic illness. *Journal of Advanced Nursing, 34,* 574-581.

Roberts, K. (2002). Exploring participation : Older people on discharge from hospital. *Journal of Advanced Nursing, 40,* 413-420.

Robinson, C. A. (1996). Health care relationships revisited. *Journal of Family Nursing, 2,* 152-173.

Sainio, C., Eriksson, E., & Lauri, S. (2001). Patient participation in decision making about care : The cancer patient's point of view. *Cancer Nursing, 24,* 172-179.

Tapp, D. (2000). The ethics of relational stance in family nursing : Resisting the view of "nurse as expert." *Journal of Family Nursing, 6,* 69-91.

Thorne, S. E., & Robinson, C. A. (1988). Reciprocal trust in health care relationships. *Journal of Advanced Nursing, 13,* 782-789.

Walker, E., & Dewar, B. J. (2001). How do we facilitate carers' involvement in decision making ? *Journal of Advanced Nursing, 34,* 329-337.

CHAPITRE 6

Allen, M. (1977). Comparative theories of the expanded role in nursing and its implications for nursing practice : A working paper. *Nursing Papers, 9,* 38-45.

Greenwood, J. (1998). The role of reflection in single and double loop learning. *Journal of Advanced Nursing, 27,* 1048-1053.

Karhila, P., Kettunen, T., Poskiparta, M., & Liimatainen, L. (2003). Negotiation in type 2 diabetes counseling : From problem recognition to mutual acceptance during lifestyle counseling. *Qualitative Health Research, 13*, 1205-1224.

Lahdenpera, T. S., & Kyngas, H. A. (2001). *Journal of Advanced Nursing, 34*, 189-195.

Walker, E., & Dewar, B. J. (2001). How do we facilitate carers' involvement in decision making ? *Journal of Advanced Nursing, 34*, 329-337.

CHAPITRE 7

Allen, D. (2000). Negotiating the role of expert carers on an adult hospital ward. *Sociology of Health and Illness, 22*, 149-171.

Bushy, A. (1999). Resiliency and social support. Dans J. G. Sebastian & A. Bushy (dir.), *Special populations in the community : Advances in reducing health disparities* (pp. 189-195). Rockville, MD : Aspen Publishers.

Cioffi, J. (2003). Communicating with culturally and linguistically diverse patients in an acute care setting : Nurses' experiences. *International Journal of Nursing Studies, 40*, 299-306.

Egan, G. (2002). *The skilled helper : A problem-management and opportunity-development approach to helping* (7ᵉ éd.). Pacific Grove, CA : Brooks/Cole Publisher.

Ekstrom, D. N. (1999). Gender and perceived nurse caring in nurse-patient dyads. *Journal of Advanced Nursing, 29*, 1393-1401.

Friedman, M. M., Bowden, V. R., & Jones, E. G. (2003). The family nursing process. Dans *Family nursing : Research, theory and practice* (5ᵉ éd, pp. 173-211). Upper Saddle River, NJ : Prentice-Hall.

Hall, J. A., & Roter, D. L. (2002). Do patients talk differently to male and female physicians ? A meta-analytic review. *Patient Education and Counseling, 48*, 217-224.

Jansson, A., Petersson, K., & Uden, G. (2001). Nurses' first encounters with parents of newborn children—Public health nurses' views of a good meeting. *Journal of Clinical Nursing, 10*, 140-151.

Kirk, S. (2001). Negotiating lay and professional roles in the care of children with complex health care needs. *Journal of Advanced Nursing, 34*, 593-602.

Kulbok, P. A., Gates, M. F., Vincenzi, A. E., & Schultz, P. R. (1999). Focus on community : Directions for nursing knowledge development. *Journal of Advanced Nursing, 29*, 1188-1196.

Lynch, E. W. (1998). Developing cross-cultural competence. Dans E. W. Lynch & M. J. Hanson (dir.), *Developing cross-cultural competence : A guide for working with children and their families* (pp. 47-85). Baltimore : Paul H. Brookes Publishing.

Mahoney, M. (1991). Constructivism and self-organization. Dans *Human change processes,* 95-117. New York : Basic Books.

Patterson, B. (2001). Myths of empowerment in chronic illness. *Journal of Advanced Nursing, 34,* 574-581.

Pender, N. J., Murdaugh, C. L., & Parsons, M. A. (2002). Health promotion in vulnerable populations. Dans N. J. Pender, *Health promotion in nursing practice* (4e éd., pp. 103-114). Upper Saddle River, NJ : Prentice Hall.

Ransom, D. C., Fisher, L., Phillips, S., Kokes, R. F., & Weiss, R. (1990). The logic of measurement in family research. Dans T. W. Draper & A. C. Marcos (dir.), *Family variables : Conceptualization, measurement and use* (pp. 48-63). Newbury Park, CA : Sage Publications.

Reimer Kirkham, S. (1998). Nurses' descriptions of caring for culturally diverse clients. *Clinical Nursing Research, 7,* 125-147.

Roberts, K. (2002). Exploring participation : Older people on discharge from hospital. *Journal of Advanced Nursing, 40,* 413-420.

Sainio, C., & Lauri, S. (2003). Cancer patients' decision-making regarding treatment and nursing care. *Journal of Advanced Nursing, 41,* 250-260.

Siegel, D. J. (1999). Representations : Modes of processing and the construction of reality. Dans *The developing mind : Toward a neurobiology of interpersonal experience* (pp. 160-205). New York : The Guilford Press.

Steen, S., & Schwartz, P. (1995). Communication, gender and power : Homosexual couples as a case study. Dans M. A. Fitzpatrick & A. L. Vangelisti (dir.), *Explaining family interactions* (pp. 310-343). Thousand Oaks, CA : Sage Publications.

Street, R. L. (2002). Gender differences in health care provider-patient communication : Are they due to style, stereotypes, or accommodation ? *Patient Education and Counseling, 48,* 201-206.

Styles, M. (1996). Conceptualizations of advanced nursing practice. Dans A. Hamric, J. Sprouse & C. Hansen (dir.), *Advanced nursing practice : An integrated approach* (pp. 25-41). Toronto : WB Saunders.

Tannen, D. (1990). *You just don't understand.* New York : Ballantine Books.

Thompson, S. C., Pitts, J. S., & Schwankovsky, L. (1993). Preferences for involvement in medical decision-making : Situational and demographic influences. *Patient Education and Counseling, 22,* 133-140.

van den Brink-Muinen, A., van Dulmen, S., Messerli-Rohrbach, & Bensing, J. (2002). Do gender-dyads have different communication patterns ? A comparative study in Western-European general practices. *Patient Education and Counseling, 48,* 253-264.

CHAPITRE 8

Allen, D. (2000). Negotiating the role of expert carers on an adult hospital ward. *Sociology of Health and Illness, 22,* 149-171.

Benner, P., & Wrubel, J. (1989). *The primacy of caring.* New York : Addison-Wesley.

Browne, G., Roberts, J., Byrne, C., Gafni, A., Weir, R., & Majundar, B. (2001). The costs and effects of addressing the needs of vulnerable populations : Results of 10 years of research. *Canadian Journal of Nursing Research, 33,* 65-76.

Cahill, J. (1998). Patient participation—A review of the literature. *Journal of Clinical Nursing, 7,* 119-128.

Carper, B. (1978). Fundamental patterns of knowing in nursing. *Advances in Nursing Science, 1,* 13-23.

Chinn, P. L., & Kramer, M. K. (2004). *Integrated knowledge development in nursing* (6ᵉ éd.). St. Louis, MO : Mosby.

Feeley, N., & Gerez-Lirette, T. (1992). Development of professional practice based on the McGill Model of Nursing in an ambulatory care setting. *Journal of Advanced Nursing, 17,* 801-808.

Henderson, S. (2002). Influences on patient participations and decision-making in care. *Professional Nurse, 17,* 521-525.

McBride, C. M., & Rimer, B. K. (1999). Using the telephone to improve health behaviour and health service delivery. *Patient Education and Counseling, 37,* 3-18.

McCann, T. V., & Baker, H. (2001). Mutual relating : Developing interpersonal relationships in the community. *Journal of Advanced Nursing, 34,* 530-537.

Murphy, F. (1994). A staff development program to support the incorporation of the McGill Model of Nursing into an out-patient clinic department. *Journal of Advanced Nursing, 20,* 750-754.

Roberts, K. (2002). Exploring participation : Older people on discharge from hospital. *Journal of Advanced Nursing, 40,* 413-420.

Sainio, C., & Lauri, S. (2003). Cancer patients' decision-making regarding treatment and nursing care. *Journal of Advanced Nursing, 41,* 250-260.

Thompson, S. C., Pitts, J. S., & Schwankovsky, L. (1993). Preferences for involvement in medical decision-making : Situational and demographic influences. *Patient Education and Counseling, 22,* 133-140.

Thorne, S. E., Nyhlin, K. T., & Paterson, B. L. (2000). Attitudes toward patient expertise in chronic illness. *International Journal of Nursing Studies, 37,* 303-311.

Walsh, K. (1997). Encounters, endings and temporality in psychiatric nursing. *Journal of Advanced Nursing, 25,* 485-491.

GLOSSAIRE

Baggs, J. G., & Schmitt, M. H. (1988). Collaboration between nurses and physicians. Image : *Journal of Nursing Scholarship, 20,* 145-149.

Bushy, A. (1999). Resiliency and social support. Dans J. G. Sebastian & A. Bushy (dir.), *Special populations in the community : Advances in reducing health disparities* (pp. 189-195). Rockville, MD : Aspen Publishers.

Dalton, C. (2001). *Conditions for collaboration framework.* Unpublished manuscript. McGill University School of Nursing, Montréal.

Moudarres, D., & Ezer, H. (1995, décembre). *Collaboration with individuals, families, and groups in the community.* Paper presented at International Conference in Community Health Centres, Montréal.

INDEX

Note : Les lettres *f*, *t* et *e* apparaissant après un numéro de page renvoient respectivement à une figure, à un tableau et à un encadré.

A

Acceptation
   élément essentiel du partenariat de collaboration, 36
   stratégies favorisant l', 85-88
Ambiguïté, capacité de tolérer l', 36-37, 88-89, 101-102, 105
Apprentissage de la collaboration, 134-135
Approche paternaliste, 4
Aptitude
   à la pensée critique, 60
   à l'engagement, 62
   aux relations interpersonnelles, 61-63
Attentes, influence sur le partenariat de collaboration, 58-59
Attitude
   condition préalable du partage du pouvoir, 32-33
   non critique
      élément essentiel du partenariat de collaboration, 36
      indicateurs de l', 100-101, 104-105
      stratégies favorisant l', 85-88

C

Capacité
   de s'exprimer, variations, 120-122
   de tolérer l'ambiguïté, 36-37, 88-89, 101-102, 105
Chambers-Evans, Jane, 9, 25, 33-34, 35, 73, 76, 80, 125, 148, 150
Changement de comportement, 16
Charge de travail de l'infirmière, 66
Choix
   du moment, 56-57
   valeur, 15
Climat social, 65
Codes de déontologie, 15
Collaboration
   définition, 3
   et diversité culturelle, 111-124
   et relation infirmière-personne, 131-152
   milieux de pratique et durée, 124-129
   perceptions des infirmières et des professionnels de la, 24-25
   processus dynamique, 8
   prolongée, 128-129

Collègues, discussions avec les, 91, 150-152

Communication
aptitudes à la, 61-63
avec une personne atteinte d'une maladie aiguë, 122-124

Comox Valley Nursing Centre, 9-10, 23

Compatibilité, 65

Compétence ethno-linguistique, 112-113

Confiance, 44-46

Connaissances
de l'infirmière et de la personne, amalgame, 29-30
diversité des _ de l'infirmière, 137
influence sur le partenariat de collaboration, 59-60
instrument de pouvoir, 31-32

Conscience
de soi
élément essentiel du partenariat de collaboration, 37-38
indicateurs, 102-103, 105
stratégies infirmières favorisant la, 89-91
des sentiments sombres, 102

Constructivisme, 114

Consultation, forme de participation, 11

Consumérisme, 13

Conversation téléphonique, 142-143

Coopération, 10

Creager, Joann, 3, 10, 35, 111, 115, 121-122, 124

Crédibilité des professionnels, 135-137

Critique, 87

Croyances
conditions préalables du partage du pouvoir, 32-33
influence sur le partenariat de collaboration, 58-59, 134

D

Dalton, Cindy, 25, 38, 56, 61, 96, 132, 135-136, 144-145

Déontologie en soins infirmiers, 14-15

Dépendance (modalité de prise de décision), 21

Désaccords, capacité de composer avec les, 100-101

Différences liées au sexe, 115-117

Dignité (en tant que valeur), 15

Directivité de l'infirmière, 141-142

Discussions avec les collègues, 91, 150-152

Disposition, 61

Dissimuler l'inquiétude ou le choc, 86

Distanciation de l'infirmière, 147

Diversité culturelle, et collaboration, 111-124, 134-135

Droit de veto, 11

Durée de la collaboration, 124-129

Dyade, sexe de la, 115-117

E

Eades, Margaret, 34, 83, 113-114, 145-146, 148-149

Efficacité du partenariat de collaboration, 17-18

Enculturation, 113

Enfants, reconnaissance des sentiments des, 83

État
mental, 63-64
physique, 63-64

Ethnocentrisme, 113

Évaluation du partenariat de collaboration, 94-95

Exécution du plan, 50-51

Expérience personnelle, 135-137

Experts, professionnels en tant qu', 5, 132-135

F

Fabijan, Lucia, 9, 79, 84-85, 97, 102, 117-119, 141, 150-151

Facteurs influant sur le partenariat de collaboration
choix du moment, 57
contextuels, 65-67
environnementaux, 65-67
organisationnels, 65-67
personnels
aptitudes à la communication et aux relations interpersonnelles, 61-63
aptitudes à la pensée critique, 60
connaissances, 59-60
croyances et attentes, 58-59
disposition, 61
état physique et mental, 63-64
modes d'apprentissage, 60-61
relationnels
compatibilité, 65
historique de la relation, 64-65

utilisation du guide d'évaluation, 67-70

Famille
collaboration avec plusieurs membres d'une même, 117-120
expérience de la _ en matière de partenariat de collaboration, 22-24
participation à la prise de décision, 21-22

Feeley, Nancy, 55, 93

Fin du partenariat de collaboration, 144-147

Forces de la personne, 84

G

Gottlieb, Laurie N., 55, 93

Guide d'évaluation des facteurs influant sur le partenariat de collaboration, 55-56, 67-70

H

Hart, Heather, 37, 89, 111-112, 115, 122-123, 126-127, 134, 137-139, 151

Historique de la relation, 64-65

I

Indicateurs
de la capacité de tolérer l'ambiguïté, 101-102, 105
de la conscience de soi et de l'introspection, 102-103, 105
de l'ouverture d'esprit, du respect et de l'attitude non critique, 100-101, 104-105

du partage du pouvoir, 95-99, 104

liste de vérification, 104-105

Infirmière

charge de travail, 66

crédibilité, 135-137

expression de la disponibilité, 82-83

facteurs personnels influant sur le partenariat de collaboration, 56-64

idées à propos du pouvoir, 29-30

opinion et point de vue, 77

perceptions de la collaboration, 24-25

révélation de soi, 137-140

sensibilité, 43

Information

délicate ou embarrassante, 87

échange d'_ dans le modèle en spirale, 43-44

forme de participation, 11

partage, 77-78, 98-99

personnelle révélée par l'infirmière, 137-140

sur la santé, accessibilité, 14

Interprètes, 113-115

Intimité, 82

Introspection

élément essentiel du partenariat de collaboration, 37-38

indicateurs, 102-103, 105

stratégies infirmières favorisant l', 89-91

J

Journal, 90-91

L

Langage, véhiculant l'idée de partenariat, 74-75

Leboeuf, Irène, 34, 99, 117, 123, 128

Liste de vérification des indicateurs du partenariat de collaboration, 104-105

Limites du partenariat de collaboration, 148-150

Lowden, Diane, 24-25, 79, 84, 97, 128, 133, 141-142

M

Maladie en phase terminale, collaboration avec une personne atteinte d'une, 122-124

Milieu de pratique, effet sur le partenariat de collaboration, 124-126

Mise à l'épreuve de l'infirmière par la personne, 45-46

Modèle en spirale du partenariat de collaboration, 41-54

phase d'exécution, 49-51

élaborer un plan d'action, 50-51

étudier les solutions possibles, 50

phase d'exploration, 42-46

échanger de l'information, 43-44

établir la confiance, 44-46

se confier, 46

phase de focalisation, 47-49

clarifier les objectifs, 47-48

classer les objectifs par ordre de priorité et s'atteler à l'atteinte du premier, 48-49

phase de révision, 51-53

Modes d'apprentissage, 60-61

Moudarres, Deborah, 28, 36, 41, 86, 133-134, 141, 146-147

Mouvement pour les droits des patients, 13

N

Négociation
aptitudes à la, 49, 62
forme de participation, 11

O

Objectifs
centrés sur la personne et conjointement établis, 9-10
clarification, 47-48
classement par ordre de priorité, 48-49
partage de la responsabilité, 99
reformulation, 52
solutions possibles, 50
Ouverture d'esprit
élément essentiel du partenariat de collaboration, 33-35
indicateurs, 100-101, 104-105
stratégies favorisant l'expression de l', 81-85

P

Partenariat de collaboration
définition, 8-10
efficacité, 17-18
éléments essentiels, 27-38
évaluation, 94-95
expérience du, 22-24
explication du, 76
facteurs influant sur le, 55-70
fin, 144-147

fondements, 3-26
forces ayant mené à l'émergence du, 12-16
indicateurs, 95-105
limites, 148-150
modèle en spirale, 41-54
participation de la personne au, 18-22
perceptions des infirmières et des professionnels du, 24-26
principes, 11-12
stratégies infirmières, 73-91
Participation, 11
Personne
changement de comportement, 16
choix du terme, 4
facteurs personnels influant sur le partenariat de collaboration, 56-64
opinions et point de vue de la, 77
prise de décision, 11, 19-22
réceptivité à l'apprentissage, 34-35
relation avec l'infirmière, *voir* Relation infirmière-personne
temps consacré à la, 82-83
Position philosophique sous-jacente au partenariat de collaboration, 7-8
Pouvoir
partage
conditions préalables du, 32-33
dans le partenariat de collaboration, 9, 28-31
indicateurs, 95-99, 104
stratégies favorisant le, 74-81
répartition
dans la relation infirmière-personne, 28
effet de l'environnement, 124-125
Premières rencontres, 129

Préoccupations
  questions de l'infirmière, 44
  retour sur les _ pendant la phase de
    révision, 52-53
  révélation des, 46
Prise de décision
  dans les relations infirmière-
    personne, 5
  en collaboration, 21
  indépendante, 21
  partage du pouvoir et, 28-31
  participation, 11, 19-22, 96-97
Prise de nouvelles de la personne, 85
Processus dynamique, 10

Q

Questions
  introspectives, 89-90
  sur les préoccupations de la
    personne, 44

R

Réceptivité, 62
Relation
  hiérarchique traditionnelle
    fin, 145
    par opposition au partenariat
      de collaboration, 4-5, 6-7
    répartition du pouvoir, 28
  infirmière-personne
    collaboration et, 131-151
    hiérarchique traditionnelle, 4
    partenariat de collaboration,
      5-10
    répartition du pouvoir, 28
Remue-méninges, 50, 78
Rencontres brèves, et collaboration,
  126-127

Résolution de problème
  en collaboration, 37
  phase d'exécution, 49-51
  rôle de la personne, 80
Respect
  dans le partenariat de collabora-
    tion, 33-35
  indicateurs, 100-101, 104-105
  stratégies favorisant l'expression
    du, 81-85
Révélation de soi, 137-140
Rythme
  des rencontres entre l'infirmière et
    la personne, 129
  de travail, établissement du, 97-98
  participation de la personne à
    l'établissement du, 78-79

S

Sanzone, Lia, 97, 101, 109, 112
Savoir culturel, 113
Secrets, 119
Sécurité de la personne, 141-142
Sensibilité, 43
  culturelle, 113
Sentiments
  inacceptables, 87
  sombres, 102-103
  validation, 83
Soins de santé primaires et promotion
  de la santé, 13-14
Souplesse, stratégies infirmières
  favorisant la, 88-89
Stratégies
  infirmières
    favorisant la conscience de soi
      et l'introspection, 89-91

favorisant la souplesse et la capacité de tolérer l'ambiguïté, 88-89

favorisant l'attitude non critique et l'acceptation, 85-88

favorisant le partage du pouvoir, 74-81

favorisant l'expression de l'ouverture d'esprit et du respect, 81-85

possibles pour atteindre les objectifs, 50

Sujets sensibles, 101

T

Taylor, Gillian, 8, 30, 31, 82-83, 100, 131, 134, 136-137, 139

Théorie du constructivisme, 114

Townshend, Jackie, 27, 29, 36, 87, 101, 114, 119, 139-140, 141, 143

V

Valeurs fondamentales de la pratique infirmière, 15

Virage ambulatoire, 15-16

L'ESSENTIEL DU PARTENARIAT DE COLLABORATION

FAIT → Dans tout partenariat, la répartition du pouvoir, des responsabilités et du travail varie au fil du temps, voire au cours d'une seule rencontre. Il n'en va pas autrement dans la relation infirmière-personne (*voir le chapitre 2, p. 31*).

FAIT → L'efficacité du partenariat de collaboration tient en partie au fait que les deux partenaires valorisent et mettent à profit leurs connaissances, leur expertise et leurs contributions respectives. L'infirmière et la personne sont toutes deux responsables de la tournure des évènements. (*voir le chapitre 2, p. 30*).

FAIT → Les gens sont plus enclins à exécuter un plan d'action ou à observer un régime thérapeutique s'ils ont contribué à son élaboration ou s'ils l'ont adapté à leurs besoins particuliers (*voir le chapitre 6, p. 96*).

FAIT → Demander le point de vue de la personne sur la situation puis en tenir compte dans l'élaboration du plan de soins n'est que la première étape du travail en collaboration, et non un authentique partenariat de collaboration. La personne doit en effet devenir un partenaire du processus décisionnel et non un simple consultant (*voir le chapitre 3, p. 46*).

FAIT → Tout le monde a des objectifs, même si certaines personnes en paraissent dépourvues. Il est dans la nature de l'être humain de poursuivre des objectifs. Cependant, certaines personnes ont du mal à décrire aux autres ce à quoi elles aspirent (*voir le chapitre 3, p. 48*).

FAIT → Les connaissances et l'expertise professionnelles de l'infirmière sont importantes dans un partenariat de collaboration. La personne a des objectifs, tout comme l'infirmière a des objectifs pour la personne. L'efficacité du partenariat de collaboration tient en partie au fait que les deux partenaires valorisent et mettent à profit leurs connaissances, leur expertise et leurs contributions respectives (*voir le chapitre 2, p. 30*).

FAIT → Le partenariat de collaboration apporte des bienfaits tant à la personne qu'à l'infirmière, car chacune apprend de l'autre. Les deux s'enrichissent de connaissances et d'aptitudes en même temps qu'elles acquièrent une compréhension intime d'elles-mêmes, de l'autre, de la situation et de leur relation (*voir le chapitre 8, p. 152*).

FAIT → Le partenariat ne trouve sa pleine efficacité que si chaque membre comprend clairement son rôle et celui de l'autre, quelle que soit la phase du processus (*voir le chapitre 3, p. 44*).

FAIT → La collaboration suppose que l'infirmière reconnaisse les capacités et les compétences particulières de chaque personne, qu'elle s'y adapte et qu'elle les exploite. La collaboration est possible avec la majorité des personnes indépendamment de leur intelligence, de leur instruction, de leur capacité à exprimer leurs besoins et à formuler leurs objectifs (*voir le chapitre 7, p. 123-124*).

FAIT → La proximité et la familiarité avec l'infirmière n'entraînent pas la dépendance mais plutôt un sentiment de sécurité fondé sur la confiance en soi et en l'infirmière. Ce sentiment de sécurité peut aider la personne à exploiter ses forces et ses ressources pour relever les défis de l'existence (*voir le chapitre 8, p. 150*).

FAIT → L'infirmière rencontre beaucoup de gens en période de changement, de crise ou de transition. Rendus vulnérables par les circonstances, les gens sont alors plus enclins à nouer des relations avec l'infirmière, ce qui peut assurément accélérer la création d'un partenariat de collaboration (*voir le chapitre 7, p. 127*).